马大正

著

马大正中医妇科外治法验案选

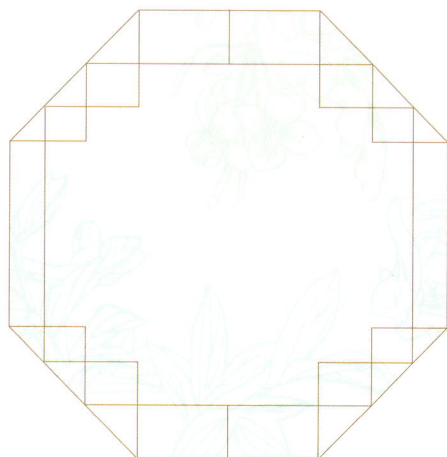

全国百佳图书出版单位

中国中医药出版社

·北京·

图书在版编目（CIP）数据

马大正中医妇科外治法验案选 / 马大正著 . -- 北京：
中国中医药出版社 , 2025. 6.
ISBN 978 - 7 - 5132 - 9448 - 5

Ⅰ . R271.1
中国国家版本馆 CIP 数据核字第 2025YN6672 号

中国中医药出版社出版

北京经济技术开发区科创十三街 31 号院二区 8 号楼
邮政编码　100176
传真　010-64405721
保定市中画美凯印刷有限公司印刷
各地新华书店经销

开本 787×1092　1/16　印张 18　字数 286 千字
2025 年 6 月第 1 版　2025 年 6 月第 1 次印刷
书号　ISBN 978 - 7 - 5132 - 9448 - 5

定价　198.00 元
网址　www.cptcm.com

服 务 热 线　010-64405510
购 书 热 线　010-89535836
维 权 打 假　010-64405753

微信服务号　zgzyycbs
微商城网址　https://kdt.im/LIdUGr
官 方 微 博　http://e.weibo.com/cptcm
天猫旗舰店网址　https://zgzyycbs.tmall.com

如有印装质量问题请与本社出版部联系（010-64405510）
版权专有　侵权必究

作者简介

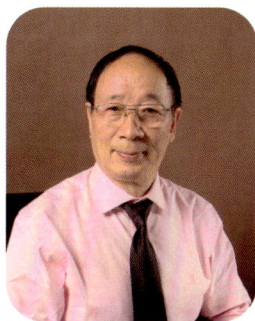

马大正

马大正，中医妇科主任医师，二级教授，浙江中医药大学博士生导师，中华中医药学会科学技术奖评审专家，中国国际科技促进会科技项目专家评议委员，浙江省自然科学基金项目评审专家，中华中医药学会妇科分会常委，浙江省中医药学会妇科分会副主任委员，温州市中医学会妇科分会主任委员，中国中医药研究促进会妇科流派副会长，温州市健康产业和中医药促进会特色传统医药产业委员会主任委员。享受国务院颁发的政府特殊津贴，第三、第五、第六、第七批全国老中医药专家学术经验继承工作指导老师，中华中医药学会第二批全国中医妇科名师，浙江省国医名师，浙江省名中医，浙江省中医药学会优秀科技工作者，成立国家中医药管理局批准的马大正全国名老中医药专家传承工作室，创立中医妇科水血学说和"医读文化"。担任《中医古籍珍本集成》妇科卷的主编，并列入新闻出版总署"十一五""十二五"出版规化，同时在卫生部、教育部、科技部立项。发表医学论文116篇，出版著作17部，其中3部填补国内研究空白，1部理论创新，获中华中医药学会著作二等奖2部，三等奖2部。著作被中国国家图书馆收藏11部，香港大学图书馆收藏8部、香港中文大学图书馆收藏5部、香港浸会大学图书馆收藏6部，澳门科技大学图书馆收藏1部、1套，台湾图书馆收藏3部，台湾大学图书馆收藏3部，台湾研究院图书馆收藏1部；

英国剑桥大学李约瑟研究室收藏 1 部；美国国会图书馆收藏 1 部，美国国家医学图书馆收藏 6 部，美国哈佛燕京图书馆收藏 3 部，耶鲁大学、普林斯顿大学收藏各 1 部，美国约翰·霍普金斯大学图书馆收藏 1 部和医学院韦尔奇图书馆收藏 2 部，弗吉尼亚大学、加州大学、加州大学洛杉矶分校收藏各 1 部，南加州大学多希尼图书馆收藏 2 部，俄勒冈州东方医药学院图书馆收藏 2 部；加拿大麦吉尔大学人文与社会科学图书馆收藏 2 部；德国基尔大学图书馆收藏 1 部；日本北里研究所附属东洋医学研究所，顺天堂大学医史学研究室收藏各 1 部；新加坡国家图书馆收藏 2 部，新加坡南洋理工大学图书馆收藏 1 部。多次在中国内地、台湾讲学，并赴德国授课。

序 言

在我国医学发展的历史中，很早就出现了外治法。1973 年在湖南省长沙马王堆三号汉墓中，发掘出土了一批湮没 2000 多年的古医书，这些医书的成书年代比过去公认的我国最早的战国时期的《黄帝内经》还要早，因而成为一批现存成书年代最早的医书。在医书《足臂十一脉灸经》中介绍产时久居湿地引起的产妇子痫，发病时肌肉强直、口噤、筋挛难以屈伸，主张用蚁土外熨来治疗；在《五十二病方》中记载分娩留下的产痂，先用水清洁或软化，再外涂蛇膏来治疗。这些就是妇产科疾病运用熨法和涂抹法的最早临床资料。

在随后的《黄帝内经》中载有 10 种外治方法，其中药物外治法 7 种（涂法、熨法、渍法、浴法、熏法、吹耳法、取嚏法），器械外治法 3 种（针刺、牵引、截趾）。这些内容并非局限于妇产科，而且治疗方法丰富多彩。

我初次接触中医外治疗法，始于 1967 年左右，当时社会提倡"一把草，一根针"的治病方法，各地先后出版了地方性的中草药手册。通常这些书页的上方有药物图谱，下面列出药物功效，其中就经常出现外治疗法的内容，如毛茛捣烂敷胃俞、肾俞穴治疗胃痛；茅膏菜贴大椎穴治疗疟疾、贴太阳穴治疗角膜云翳等。这些内容引起了我这位与医无关人的极大好奇和兴趣，我开始在笔记本上记录此类内容，总觉得或许有一天我有机会使用它，见证它。当时在一家中学图书馆上班的母亲为我借出谢观编写的《中国医学大辞典》让我查阅。

那时，我已经开始接触针灸疗法，通过个人对针灸学中的穴位、经络知识的粗浅认识，理解到这些神奇的穴位敷贴疗法深藏的一点奥秘。穴位敷贴疗法的药物分为两种：一种是与疾病对证的药物，另一种是与疾病无关的药物。若将对证药物穴位敷贴的分量改为内服，其分量之微远远达不到治愈疾病的效果，而皮肤对药物极其有限的吸收却可以治愈疾病，这是为什么？与疾病无关药物的穴位敷贴也可以治愈疾病，这又是为什么？前者除了少量能够被皮肤吸收的药物发生治疗作用之外，主要是通过药物对穴位和经络的刺激，有效地放大了药物的效应；后者只是单纯通过药物对穴位和经络的刺激，达到治愈疾病的目的。

我运用外治法于临床，始于1969年赴黑龙江插队落户的时候。在当地缺医少药的农村，我运用针灸治疗生产队因水源污染引起的流行性细菌性痢疾、急性胃痉挛、支气管哮喘、青盲和各种疼痛性疾病，还用推拿治疗小儿慢性腹泻、惊风。

1974年，我在浙江省温州市永嘉县乡村行医的时候，针灸仍然是我常用的治病手段。

1978年，我入读浙江中医学院（现浙江中医药大学），接触到吴师机的《理瀹骈文》，终于知道早在清代就有这么一部关于外治疗法的专著，并深为折服。

1982年开始，我在温州市中医院从事中医妇科临床工作，深感并非所有的疾病都可以通过内服药物治愈。一旦你别无他法的时候，便会陷入临床窘境。此后，我花了若干年的时间，完成了48万字的《妇产科疾病中医治疗全书》，于1996年出版，连续3次印刷（第1次印数即达10200册）。书中介绍中医妇产科疾病的治疗方法达34种，除了内服之外，其余的全部属于外治法的范畴。该书被2001年人民卫生出版社出版的《中医药学高级丛书·中医妇产科学》列为主要参考书目。

2009年11月7日，我赴台湾宜兰参加海峡两岸中医药合作发展论坛，代表浙江中医作"别出心裁，殊途同归——妇科外治疗法的应用"的发言，会后听众提问交流十分踊跃，并当即邀请我参加第二年举办的孙思邈学术研讨活动。此后，我还作了3

次相似内容的发言，听众热情很高，反响颇佳。

2012 年，也就是《妇产科疾病中医治疗全书》出版 30 年后，由于我广泛采用了内外结合的治疗方法，取得了良好的临床疗效，年门诊量提高到 4.4 万人次。当年我撰著了总结个人用药经验的著作《妇科用药 400 品历验心得》，书中介绍了我许多外治法的经验、验案。

2022 年，我撰著了"马大正 50 年临证验案自选集"（包括《疑难重病会诊医案》、《难治病证医案》、《少见病证医案》、《妙法巧治医案》），其中 16 万字的《妙法巧治医案》是一本以介绍外治法为主的医案。

经过多年的临床历练，我将个人运用外治法的临床经验再一次总结为《马大正中医妇科外治法验案选》，并介绍给大家。本书外治疗法包括穴位点压法、推拿法、中指扎线法、蘸酒夹持法、针刺、灸法（隔姜、隔盐、隔葱）、手指扩张法、酒精滴耳、催吐法、熨法、敷法、涂抹法、擦洗法、溻渍法、沐头法、浸泡法、药枕法、漱口法、口含法、熏吸法、保留灌肠法、阴道滴药法、冲洗坐浴法、塞肛法、塞阴法等。所治疗的疾病包括月经病，如痛经、经行头痛、经期过长、经行腰痛、经行呕吐、经行口糜、经前面部痤疮等；带下病，如生理性带下、细菌性阴道炎、霉菌性阴道炎、滴虫性阴道炎等；外阴疾病，如阴痒、阴痛、阴热、阴干、阴汗、阴臭、阴肿、外阴疖肿、外阴疱疹、阴疮、外阴皲裂、大阴唇黏膜下脂肪囊肿感染、阴癣、外阴炎、外阴黏膜损伤、外阴湿疹、外阴尖锐湿疣、外阴白色病损等；子宫疾病，如子宫脱垂、子宫内膜息肉等；盆腔疾病，如盆腔炎性疾病后遗症、输卵管积水或积脓、盆腔结缔组织炎、异位妊娠包块、卵巢囊肿、卵巢内膜囊肿、肠粘连等；妊娠病，如妊娠恶阻、妊娠合并急性胰腺炎、妊娠腰痛、先兆流产与习惯性流产、妊娠肿胀、转胞、妊娠跟痛、妊娠口糜、妊娠唇炎、妊娠唇部疱疹、妊娠龈肿、妊娠齿衄、妊娠咽痛、妊娠巩结膜炎、妊娠外感、妊娠汗症、妊娠带状疱疹、妊娠头皮瘙痒、妊娠全身过敏性皮炎、妊娠湿疹、妊娠瘾疹、妊娠皮肤搔痒症、妊娠癣病、妊娠便秘、妊娠肛裂、妊娠痔疾、妊娠阴道滴虫病等；产后病，如产后恶露不绝、产后盆腔血肿、产后盆腔炎性疾病后遗症、产后头痛、产后身冷腰背不能直、产后掌指关节疼痛、蓐劳腰痛、产后痔疮、会阴缝合局部灼热等；围绝经期疾病，如潮热盗汗、老年性阴道炎、外阴瘙痒、老年外阴白斑瘙痒、外阴灼热、阴道干涩等；乳房疾病，如乳汁不下、乳头皲裂、乳头湿疹、乳痈、乳疽等；肿瘤，如宫颈癌根治术后激光性皮炎；引产和计划生育及妇产科手术后诸症，如剖宫产后腹壁子宫内膜异位症、人工流产后盗汗、输卵管冻结术后腰痛、子宫切除后盆腔积液、宫颈激光术后出血等；妇科杂病，如不孕症；其他疾病，如高血压、小便癃闭、急性胃痉挛、细菌性痢疾、小儿腹泻慢惊、支气管哮喘、肩背疼痛、手厥冷、小腹寒冷、足冷痛、拇趾寒冷、足底寒冷、足底发热、足底刺痛、足跟麻木、足癣、鹅掌风、药物性皮疹、虫咬性皮炎、荨麻疹、天行赤眼、失明、疖肿、鼻洪、口角疱疹、面癣、腮腺炎、舌下腺囊肿、牙龈肿痛、齿衄、口糜、口臭、肛门疼痛、痔疮等。

外治疗法是与内治法相对应的中医独特的治疗方法，其内容之丰富，设计之精妙，疗效之迅捷，深受民众欢迎，可使卢扁刮目，令华佗赧服。外治疗法是中医领域的一枝奇葩，当发扬光大。

在《马大正中医妇科外治法验案选》呈献给广大读者之际，希望本书能给读者提供有参考价值的内容，并就正于大方之家。

马大正

2025 年 3 月 20 日

目　录

三、外阴疾病

五、盆腔疾病

六、妊娠病

七、产后病

十二、妇科杂病

附：其他疾病

马大正中医妇科外治法验案选

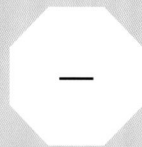

·

月经病

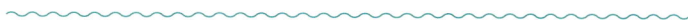

1.痛经

痛经是指以经期或经行前后周期性出现小腹疼痛，或痛引腰骶，甚至剧痛昏厥为主要表现的月经病。

○ 外敷治疗痛经案

初诊：2016年8月24日。李某，17岁，未婚。因"经行呕吐3个月加重1天"就诊。

患者13岁初潮，平素月经规则，周期32天，经量少，周期5天，偶伴血块。痛经剧烈1年多，加重4个月，偶有乳胀。2016年6月18日因痛经、腹胀、食即呕吐胃内容物、胃纳差3天不止，于外院急诊治疗，予灭吐灵针10mg肌肉注射，艾司奥美拉唑钠针40mg静脉滴注，胃黏膜保护素口服，症状无缓解。6月22日呕吐无法控制，呕吐黄绿色苦水，厌食，以神经性呕吐入住我院消化科检查治疗。住院期间曾用中药柿蒂9g，丁香6g，干姜6g，甘草6g，黄芩10g，党参10g，半夏12g，砂仁

6g，炒白术 10g，紫苏叶 15g，柴胡 10g 水煎口服；西药用抑酸、补钾、补液及营养支持治疗。情绪焦虑，予氟哌噻吨美利曲辛片（黛力新）口服，每日 2 次，每次 1 片；腹胀用西甲硅油乳剂及莫沙必利口服。呕吐虽有改善，但未停止。2016 年 6 月 27 日出院，坐上回家的车，呕吐便停止，此时离发病已经 10 天。月经 8 月 23 日来潮，下腹疼痛，昨日夜间呕吐胃内容物，今仍下腹疼痛较剧，恶心偶有呕吐，咳嗽，出汗，咽痒，流涕，无恶寒。检查：下腹软，无压痛，麦氏点轻压痛。既往身体健康。舌淡红，苔薄白，脉细。

中医诊断：①痛经（寒凝瘀阻）；②经行呕吐（胃气上逆）。

治法：温经活血。

处方：①细辛 3g，肉桂 5g，血竭 3g，延胡索 10g，干姜 5g，威灵仙 10g，3 剂。每剂研成细末，敷脐。②月月舒冲剂，每次 1 包，每日 2 次，口服。

二诊：2016 年 8 月 27 日。用药一天痛经止。

按语：在痛经的发病原因方面，寒凝瘀阻最常见。在痛经发生又伴有呕吐的情况下，呕吐常导致口服药物无法发挥作用，而外治法会成为最佳的选择。敷脐或敷下腹均可达到意想不到的效果。脐在针灸学上称为神阙穴，隶属任脉，是胎儿脐带与母体联系的胎儿端，也是胎儿膀胱通过脐尿管与脐带连接的地方。正因为如此，该穴位对于药物的刺激相对比较敏感，也是药物相对吸收较佳的地方。由于其距离子宫、膀胱较近，故经常用于治疗子宫或膀胱的疾病。

○ 指针治疗痛经案

初诊：2020 年 7 月 28 日。陈某，18 岁，未婚。因"痛经 1 年余"就诊。

患者痛经 1 年余，平素月经规则，周期 30 天，经期 4～5 天。经行第 1 天痛剧，出冷汗，疼痛程度逐月加重，伴发呕吐，热敷后好转，服用止痛药（德国产 Dolormin 痛经片）无效。本月因高考原因服用"黄体酮"推迟月经，末次月经 2020 年 7 月 17 日来潮，经量偏少，偶见血凝块，经色暗；腰酸，无乳胀，带下无殊，纳寐可，二便调。舌淡红，苔薄白，脉细。

中医诊断：痛经（气滞血瘀）。

治法：补益肝肾，以调气血。

处方：调冲汤（自拟方）。菟丝子 15g，枸杞子 15g，覆盆子 15g，巴戟天 12g，淫羊藿 10g，何首乌 10g，续断 10g，当归 10g，鸡血藤 15g，茺蔚子 10g，路路通 10g，香附 12g，丹参 15g，7 剂。

二诊：2020 年 8 月 12 日。月经今日来潮，腹痛程度仍剧，经量中等，行走时视物黑朦，耳鸣，不时用手压住腹部，面色苍白，恶心呕吐，四肢厥冷。舌淡红，苔薄白，脉伏。

嘱患者卧于妇检床上。用双手拇指同时用力点压关元穴，另由两人点按两侧腿足三里、三阴交穴。当治疗持续 5 分钟后，患者腹痛明显缓解，恶心呕吐消失，面色逐渐红润，最终痛经消失。

按语：指针治疗是一种无需药物、工具的简易治疗方法，随时随地可以操作，能够随时随地解除患者的当务之急。关元归任脉，位置就在子宫的上方。上海中医学院（今上海中医药大学）1966 年编的《针灸学》称关元穴可以"温调血室精宫"治"脐下绞痛"；三阴交归足太阴脾经，与其他穴位配伍治疗"经水过期，颜色紫黑有块，少腹作痛"；足三里归足阳明胃经，"四总穴歌"称"肚腹三里留"，这是取穴依据。

○ 酒精滴耳治疗痛经案

陈某，33 岁。本院护士，痛经数年，常痛到无法正常上班，需卧床休息，或需服止痛药止痛。

2014 年某一日，经期第 2 天，经量中等，出现如同分娩时宫缩般阵痛，喝热水不能缓解，全身无力，直冒冷汗，四肢冰凉，大便稀溏。

嘱患者趴在桌子上，头侧向一边，将 95% 酒精滴入耳道内，至滴满耳道为止，等待片刻，痛经逐渐缓解，次日已无痛经症状，正常上班。

按语：有人认为，酒精的麻痹作用可以缓解疼痛。酒精滴入耳道时，身体会将音道被酒精麻痹的信息通过神经传递给大脑，大脑接收到信息后，由于大脑语言区别识到音道已经被麻痹，所以不再接收疼痛的信息。而与此时谐音的另一个通道传来的疼痛信息，由于音道发音的相同，被大脑误判，同样拒收疼痛的信号，就能缓解月经疼痛的感觉。用酒精滴耳道缓解原发性痛经，在医院中是一种简易可行的快速治标方法。痛经控制之后，应该倒去耳道内的酒精，并拭干。

2.经行头痛

经行头痛是以经期或行经前后周期性出现头痛为主要表现的月经病。

○ 药枕治疗经行头痛恶心 10 年案

初诊：2002 年 10 月 24 日。胡某，50 岁。1991 年 6 月 20 日，即月经周期第 3 天，受风之后出现头痛身冷，呕吐胸闷，失眠，虽次日立即就诊，但症状每月发作已 10 载有余。每次用川芎茶调散合半夏天麻白术汤加蔓荆子、刺蒺藜、藁本、菊花、全蝎、地龙、白芍、珍珠母、决明子等药物治疗，只能减一时之苦，极度影响工作生活。末次经期 10 月 22 日来潮，经量正常，头颞疼痛连及目眶，漾漾欲吐。舌淡红，苔薄白，脉细。

中医诊断：经行头痛（肝风上扰）。

治法：疏风平肝止痛。

处方：川芎茶调散加味。川芎 6g，荆芥 10g，防风 10g，细辛 4g，白芷 10g，羌活 9g，全蝎 4g，僵蚕 10g，刺蒺藜 10g，珍珠母（先入）15g，菊花 10g，地龙 10g，蔓荆子 10g，茺蔚子 10g，天麻 10g，半夏 10g，6 剂。

二诊：2002 年 11 月 21 日。经期 11 月 21 日来潮，头痛未作，由于长期服药已经厌倦，要求改用其他方法治疗。舌脉如上。

处方：菊花 1000g，决明子 1000g，磁石（杵细）2000g，混合后做成药枕当枕头使用。

三诊：2003 年 1 月 6 日。经期 12 月 20 日来潮，经期头痛明显减轻，无须服药。

今因背重、腰坠、眠差、脱肛，前来就诊。舌脉如上。

治法：益肾收涩。

处方：都气丸加味。五味子4g，熟地黄12g，山茱萸12g，怀山药15g，丹皮10g，茯苓10g，泽泻10g，杜仲10g，旱莲草20g，桑寄生15g，首乌藤30g，生黄芪15g，3剂。

四诊：2003年5月29日。自从使用药枕之后，头痛症状控制，经期无须再服药物。

按语：药枕的资料可以追溯至晋代葛洪的《肘后备急方》。药枕中的药物可以调节经过颈部到达头部的经络；药枕可以调节颈部的血管神经；药枕中药物的挥发油或磁性成分发挥治疗作用。药枕疗法的最大优点，是无须煎药、服药，这对于发病期间处于不能服药或无法服药，如煎药不便、恶心呕吐、忌讳服药的患者，是一个颇为乐意接受的治疗方法。

○ 催吐法治疗经行头痛案

初诊：2020年12月23日。王某，41岁。因"月经前后头痛8年余"就诊。

患者无明显诱因下出现月经前后头痛8年余，以右侧头部疼痛为主，呈抽掣样痛，持续2天左右，伴右侧牙痛，肩痛，头晕，手足不温，冒冷汗，每每需服用止痛药。严重时，恶心呕吐，吐出胃内容物或酸水，吐后头痛可以稍缓解。头痛时出现癃闭，服用止痛药后尿频。月经12月12日至12月22日，近2天因头痛无法进食，平素脾气易急躁。现患者头痛甚剧，伏案闭目，表情痛苦。舌淡红，苔薄白，脉细。

中医诊断：经行头痛（风邪上扰）。

治法：祛风通络止痛。

先取压舌板一根，让患者张嘴，刺激咽喉深部，诱发呕吐5～6次。呕吐后，患者头痛立马缓解，程度十去其六，即刻可以正常继续就诊。

处方：僵蚕10g，蜈蚣3条，地龙10g，全虫6g，蔓荆子10g，白芷10g，半夏10g，川芎12g，乌药10g，刺蒺藜10g，丝瓜络10g，胡桃壳5个，7剂。

按语：刺激诱发呕吐缓解头痛的机理是刺激呕吐中枢可以通过分散注意力、释放内源性物质和调节血管活性等机制来缓解头痛。李东垣称"木郁宜达，故探吐之"。对于肝气郁结引起的头痛，用探吐的方法，使得肝气舒畅，头痛得以缓解。催吐法治疗头痛，虽然属于一种治标的方法，但这种方法是通过神经反射的原理缓解疼痛，因而具有最迅捷的止痛效果，虽然这种治疗方法只能取效于一时，在临床上还是有它的可取之处。

3.经期过长

经期过长指以行经持续时间达 7 天以上，甚至淋漓不净，而月经周期、经量基本正常为主要表现的月经病。

○ 敷脐法治疗经期过长案

初诊：2014年11月8日。王某，19岁，未婚。末次月经11月3日来潮，量不多，至今未净。舌淡红，苔薄白，脉细。

中医诊断：经期过长（冲任不调）。

治法：疏肝调经。

处方：逍遥散加益母草 10g，茜草炭 10g，蒲黄炭 10g，4 剂。

二诊：2014 年 11 月 16 日。月经未净，量少，咖啡色，舌脉如上。

治法：益气升阳止血。

处方：①调经升阳除湿汤。生黄芪 15g，羌活 5g，防风 10g，藁本 9g，升麻 5g，柴胡 5g，独活 5g，蔓荆子 10g，苍术 9g，5 剂。②致康胶囊，每次 3 粒，每日 3 次，口服。

三诊：2014 年 11 月 22 日。月经仍未净，咖啡色，舌脉如上。

治法：收敛固涩。

处方：五倍子 30g，研细末，凉水调和，敷脐。

四诊：2014 年 11 月 29 日。月经 11 月 24 日净，舌脉如上。

处方：归脾汤加仙鹤草 15g，7 剂。

按语：五倍子味酸、涩，性寒，具有收敛，止血的功效。《本草纲目》记载："女人阴血，因交接伤动者：五倍子末掺之，良。"对于屡治乏效的经期过长患者，用五倍子敷脐，不失为一种有效的补偿疗法。

4.经行腰痛

经行腰痛指行经期间反复腰痛，经净后腰痛缓解的月经病。

○ 保留灌肠法治疗经行腰腹疼痛案（盆腔结缔组织炎）

初诊：2013 年 2 月 27 日。任某，41 岁。因"经期腰腹疼痛 10 余年，加重 1 年"就诊。

患者平素月经规则，周期 26～30 天，经期 5 天。末次月经 2 月 14 日来潮，经量中等，色偏黯，无血块，无痛经。10 余年前反复出现经期腰腹疼痛，呈坠痛、酸痛，伴肛门坠胀感，持续 4～5 天。寐纳可，二便调。既往史：2012 年 12 月 6 日因"左侧输卵管系膜囊肿"行腹腔镜手术。生育史：1-0-1-1，顺产 1 次，人流 1 次。妇科检查：双合诊未发现异常，三合诊两侧子宫骶骨韧带均触痛。舌淡红，苔薄白，脉细。

西医诊断：盆腔结缔组织炎。

中医诊断：经行腰痛（瘀热肾虚）。

治法：活血通下，益肾清热。

处方：①桃核承气汤加味。桃仁 10g，制大黄 9g，玄明粉（冲）5g，炙甘草 6g，桂枝 6g，蒲公英 15g，大血藤 20g，败酱草 15g，野荞麦根 20g，续断 10g，升麻 10g，7 剂。②活血化瘀灌肠液（由丹参 30g，制乳没各 10g，三棱 15g，莪术 15g，海藻 15g，桃仁 10g，大血藤 30g，水煎成 100mL 而成）每次 50mL 保留灌肠，每日 1 次。

二诊：2013 年 3 月 27 日。月经 3 月 20 日来潮，腰腹疼痛明显好转。舌脉如上。

处方：①中药守上方，14 剂，口服。②活血化瘀灌肠液，每日 50mL，保留灌肠 14 天。

三诊：2013 年 4 月 17 日。无腰腹疼痛，经期将近。舌脉如上。

处方：①中药守上方，7 剂，口服。②活血化瘀灌肠液，每日 50mL，保留灌肠 14 天。经期腰腹疼痛消失。

按语：盆腔结缔组织，尤其是子宫骶骨韧带的发炎，常常引起经期或非经期的腰痛，而这些组织炎症引发的腰痛，较难用常规口服的方法得到缓解或控制。中药保留灌肠时，直肠离病灶较接近，药物吸收后，病变部位可以达到较高的药物浓度，故疗效会比较好，是一种非常值得采用的方法。

○ 保留灌肠法治疗月经前后腰痛案（慢性盆腔炎性疾病后遗症）

刘某，34 岁。经前 10 天突发腰骶部剧烈疼痛，无法弯腰，经期腰痛缓解，经后腰痛发作 2 天，程度略减；带多色黄如脓，臭秽明显。妇科检查提示慢性盆腔炎。舌淡红，苔薄白，脉细。

西医诊断：慢性盆腔炎性疾病后遗症。

中医诊断：经行腰痛（瘀热肾虚）。

治法：活血清热，益肾通络。

处方：①仙方活命饮加味。穿山甲 6g，白芷 10g，天花粉 10g，当归尾 6g，赤芍 10g，制乳香 5g，制没药 5g，防风 10g，浙贝母 10g，陈皮 9g，金银花 15g，皂角刺 12g，黄酒 50mL，络石藤 15g，野荞麦根 20g，甘草 5g，7 剂，口服。②清热解毒灌肠液（大血藤 15g，蒲公英 10g，败酱草 10g，皂角刺 7.5g，醋炙延胡索 7.5g，赤芍 7.5g，大腹皮 7.5g。水煎浓缩成 100mL），每次 50mL 保留灌肠，每日 1 次。

用药完毕，月经前后腰痛消除。守上方续进 7 剂。

按语：病在下者，取之于下。大凡由湿热或瘀血引起的盆腔疾病，保留灌肠往往是取得明显疗效的方法。

5.经行呕吐

经行呕吐指以经期出现恶心呕吐为主要症状的月经病。

○ 敷脐治疗经行呕吐 1 年案

初诊：2022 年 10 月 22 日。汪某，17 岁。因痛经一年余，经行呕吐就诊。

平素月经周期 24 ～ 25 天，色鲜，经量多，夹血块，6 ～ 7 天净。经前一日小腹疼痛，伴面唇发白，恶心呕吐，不欲食，发作时需卧床，热敷无效。服用止痛药，次日症状方减轻。平素喜冷饮，寐安，纳可，二便调。月经 2022 年 9 月 27 日来潮。舌淡红，苔薄白，脉细。

中医诊断：经行呕吐（寒凝血瘀），痛经。

治法：温经散寒，活血止痛。

处方：①肉桂 5g，三七 5g，细辛 5g，延胡索 10g，制乳香 5g，制没药 5g，血竭 5g，半夏 10g，7 剂。选用免煎颗粒，将其研末，黄酒调匀，加热敷脐。②鲜益母草胶囊，每日 3 次，每次 3 粒，口服。

二诊：2022 年 10 月 29 日。月经 10 月 27 日来潮，经量中等，血块较前明显减少，未服用止痛药，痛经程度十减其七，伴恶心，无呕吐，纳可，能进食，二便调。舌脉如上。

处方：中药守上方，巩固疗效。

按语：经行呕吐是传统中医方法难以用药的疾病，因为发病时患者无法内服药物，经常随着发病，将药物吐出。因此，改变用药途径显得十分重要。药物敷脐法可以减轻痛经的程度，避免发生服药将药物吐出。由于呕吐是痛经引起的一种胃肠道反应，随着痛经程度的减轻，呕吐也随之控制。

○ 保留灌肠治疗经行欲吐 5 个月案

初诊：2004 年 6 月 8 日。柯某，31 岁。因两侧卵巢子宫内膜囊肿剥除术后出现经行欲呕 5 个月。月经周期尚规则，经期 5～6 天，经量可，色暗，有血块，伴轻微下腹疼痛，乳房发胀，纳便正常，带下不多。末次经期 5 月 30 日来潮。生育史：1-0-0-1，未避孕 5 个月未孕。妇科检查：外阴无殊，阴道通畅，宫颈轻度柱状上皮外移，见纳氏囊肿，宫体前位，正常大小，活动，质地中等，无压痛，左侧附件压痛，右侧附件无压痛。舌淡红，苔薄白，脉细。

西医诊断：①两侧卵巢子宫内膜囊肿剥除术后；②左侧附件炎。

中医诊断：经行欲吐（冲任不调，瘀血阻滞）。

治法：补益肝肾，活血化瘀。

处方：①助孕汤（自拟方）。菟丝子 15g，枸杞子 15g，覆盆子 15g，巴戟天 12g，淫羊藿 10g，鹿角片 10g，续断 10g，杜仲 12g，桑椹 15g，何首乌 10g，紫石英 30g，当归 6g，4 剂，水煎服。②坤灵丸每次 2 丸，每日 3 次，吞服。③活血化瘀灌肠液，每次 50mL 保留灌肠，每日 1 次。

二诊：2004 年 6 月 14 日。B 超发现左卵巢囊肿 3.3cm×2.8cm，囊壁欠规则，内见条索状回声，舌脉如上。

治法：补肾阴，益肾阳。

处方：固冲汤（自拟方）。墨旱莲 15g，女贞子 10g，菟丝子 10g，枸杞子 15g，覆盆子 15g，巴戟天 12g，淫羊藿 10g，何首乌 15g，熟地黄 15g，桑椹 15g，鹿角片 10g，续断 10g，7 剂。②坤灵丸，每次 2 丸，每日 3 次，吞服。

三诊：2004 年 6 月 23 日。经前 1 周，尚未出现恶心症状，舌脉如上。

治法：益肾和血，行气降逆。

处方：①十一味调经汤（自拟方）加味。熟地黄 15g，当归 6g，白芍 10g，川芎 6g，续断 10g，菟丝子 15g，延胡索 10g，小茴香 5g，淫羊藿 15g，茺蔚子 10g，巴戟天 12g，半夏 15g，陈皮 12g，香附 10g，7 剂，水煎服。②田田妇康宝（即胶艾汤），每次 10mL，每日 2 次，口服。

三诊：2004 年 6 月 30 日。月经 6 月 28 日来潮，呕恶现象消失。

按语：经行呕吐或经行欲吐的另一种治疗方法是保留灌肠法。只要通过保留灌肠，能够达到减轻经行腹痛的程度，保留灌肠可以减轻甚至避免经行欲吐或经行呕吐的发生。

6. 经行口糜

经行口糜指以临经或经行时，周期性出现口舌糜烂为主要表现的月经病。

○ 敷脐法治疗经行口糜 15 天案

初诊：2013 年 5 月 6 日。薛某，37 岁。有经行口腔糜烂病史，现发病 15 天未愈，影响进食。月经将近，乳房有胀感。舌淡红，苔薄白，脉细。

中医诊断：经行口糜（胃火上炎）。

治法：引火下行。

处方：细辛 20g，研粉敷脐。

二诊：2013 年 5 月 25 日。月经 5 月 8 ～ 21 日，用药 5 天，口腔糜烂痊愈。

按语：《本草纲目》转载《卫生家宝方》言"小儿口疮：细辛末，醋调，贴脐上"，这是一种引热下行的方法。引热下行，通常使用温热的药物，所敷的部位在发病部位的下方。细辛是一味热性药物，研粉敷脐，便可以起到引火归原的效果，用于治疗顽固性口腔溃疡，效果甚佳。

○ 敷脐法治疗经前口糜 5 年案

初诊：2019 年 11 月 11 日。施某，45 岁。因"经前口糜 5 年"就诊。

患者经前口腔黏膜及舌头溃疡反复发作 5 年，右颌下淋巴结肿痛，经前加重。曾反复用过意可贴、口服清热药物，症状仍加重。晨起口苦，口咽干燥，痰腻，喜热饮，口腔无灼热感，大便秘结，2 ～ 3 天一解，颗粒状，寐差。月经正常，经色鲜红。

既往史：否认肝炎、高血压、糖尿病史；生育史：2-0-0-2；药物过敏史：未发现。舌淡红，苔薄白，脉沉细。

中医诊断：经行口糜（寒热错杂）。

治法：清上，温下，滋阴。

处方：大黄附子汤合玉女煎加味。

制大黄10g，制附子3g，细辛2g，石膏12g，牛膝15g，知母10g，生地黄12g，麦冬10g，百合30g，炙甘草6g，7剂。

细辛28g，研末，用水调湿，每日敷脐。

二诊：2019年11月18日。口糜尚可，大便每日一次，条状，口苦口干，睡眠正常。舌淡红，苔薄白，脉细。

处方：①中药守上方去百合，加珠儿参10g，地龙10g，7剂。②外敷法同上。

三诊：2019年11月25日。月经11月21日来潮，今已净。口腔糜烂明显好转，大便顺畅，寐佳。舌淡红，苔薄白，脉细。

处方：①中药守上方，7剂。②外敷法同上。

四诊：2019年12月2日。口腔溃疡继续好转，现仅留下一处，右颌下淋巴结肿痛消失，口苦除，舌脉如上。

处方：①中药守上方，7剂。②外敷法同上。

按语：经行口糜常责之胃肠之火上熏。然而该患者已服清热药物，用过意可贴，而症状反而加重，说明该病并非出自单纯的火热，还存在寒郁化热，以及久病伤阴的因素。因此，解决便秘使用温下的大黄附子汤，清热养阴使用玉女煎，引火下行使用细辛敷脐。除了细辛之外，吴茱萸、附子都在选用之例。

7.经行面部痤疮

经行面部痤疮指每逢经前或经期，面部出现数颗或片状突起的小丘疹（粉刺），无色或淡红色，时有痒痛，面部皮肤粗糙的病证。

○ 湿敷治疗经前痤疮 10 年案

张某，27岁。经前2天，面部痤疮增多10余年，以红色丘疹为主，陈旧性瘢痕色素为次，面无全肤。舌淡红，苔薄白，脉细。

中医诊断：经行痤疮（血热）。

治法：凉血疏风，清热解毒。

处方：①牡丹皮10g，紫草15g，凌霄花12g，赤芍10g，连翘12g，忍冬藤15g，白芷10g，天花粉12g，蒲公英15g，紫花地丁12g，7剂，水煎服。②生大黄60g，用水煎3次，浓缩为1大碗，用面膜纸浸大黄液敷面部，每日至少1次。

经治四周，痤疮改善，新发生者减少，陈旧瘢痕色素减退。继续内服、外敷1周，面部痤疮明显好转，如同常人。（图1-1）

经过治疗后，她终于在生活中找到了自己心仪的对象，结婚生子，对此她感激不尽。

按语：《医宗金鉴》有一张以治疗痤疮闻名的外用方——颠倒散，方中只有大黄、硫黄各等分。其实舍去硫黄，单用大黄水煎作面膜外用，疗效仍然十分显著。

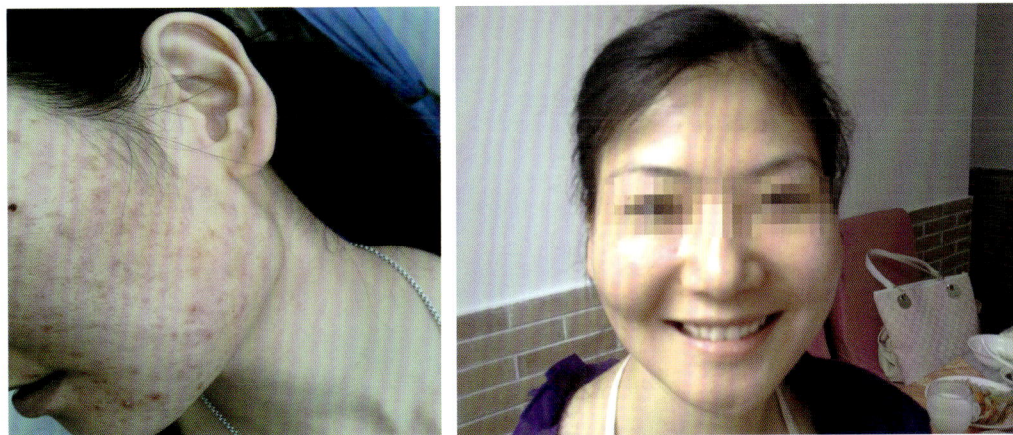

● 图1-1　患者治疗前后对照

二

带下病（阴道疾病）

带下病是指以带下量明显增多，或色、质、气味异常，或伴有局部或全身症状为主要表现的妇科疾病。

1. 生理性带下

生理性带下指内分泌因素引起的带下增多。

○ 冲洗坐浴法治疗生理性带下1年案

初诊：周某，39岁。慢性子宫颈柱状上皮外移，子宫肥大症，带多一年，如水阵下5天，外阴潮湿，难以终日；经前乳房胀痛。曾以脾肾阳虚辨证治疗，投真武汤合五苓散5剂无效。舌淡红，苔薄白，脉细。

中医诊断：带下（寒湿）。

治法：温经燥湿，固涩止带。

处方：①温经汤。桂枝5g，吴茱萸3g，川芎5g，当归6g，炒白芍10g，牡丹皮10g，炮姜5g，半夏10g，麦冬10g，党参12g，炙甘草5g，阿胶（烊冲）10g，苍术 12g，5 剂。水煎服。②明矾研粉，每日 30g，加水适量，用冲洗器冲洗阴道，再坐浴，每次 15 分钟，不拘次数。

二诊：用药之后，带下即除，外阴潮湿消失。中药守上方续进 14 剂内服，巩固疗效。

按语：《金匮要略·妇人杂病脉证并治》曰："妇人经水闭不利，脏坚癖不止，中有干血，下白物，矾石丸主之。"其中的"下白物"，即为带下。矾石丸中有矾石三分，烧；杏仁一分。上二味，末之，炼蜜和丸枣核大，纳脏中，剧者再纳之。矾石经烧之后，脱去所含的结晶水，便成为枯矾，收敛水湿的效力明显加强。此处运用明矾化水之后冲洗阴道和坐浴，即受此启发。

○ 冲洗坐浴法治疗生理性带下 1 周案

初诊：2007 年 11 月 12 日。徐某，32 岁。带下量多、色白如水 1 周，无臭气，无阴痒。舌淡红，苔薄白，脉细。

西医诊断：生理性带下。中医诊断：带下（下焦寒湿）。

治法：散寒止带。

处方：艾叶 30g，5 剂。每日 1 剂，每次加水 1000mL，煎取 500mL，连煎 3 次，合药液；凉后，先用冲洗器冲洗阴道，再坐浴，每次 15 分钟，不拘次数。

二诊：2007 年 11 月 17 日。带下消失。

按语：《素问·至真要大论》有"诸病水液，澄澈清冷，皆属于寒"之训。《本草从新》中艾叶条称其可以"逐寒湿，暖子宫"，为"治带要药。"因其味苦，性辛、热，所以针对寒湿所致的带下会有效。艾叶配伍其他药物内服固然可以，若作外用，艾叶水煎冲洗、坐浴均可收效。

○ 冲洗坐浴法治疗生理性带下 5 天案

初诊：2013 年 4 月 12 日。李某，31 岁。"带下如水 5 天"就诊。

患者平素月经规则，周期 26 ～ 34 天，经期 10 天。末次月经 3 月 19 日来潮，量中等，3天后经净；净后 1～2 天，阴道出现少量点滴褐色出血，7 天净，无血块；偶有痛经，无乳胀，下腹部及腰痛较剧。现带下如水 5 天，微黄，有异味。纳寐可，小便正常，大便干结，每日一解。既往体健。生育史：2-0-0-2，2 次剖宫产。妇科检查：外阴无殊，阴道通畅，分泌物量中；宫颈光滑，宫体后位、正常大小、质地中等、活动、无压痛；两附件无压痛。舌淡红，苔白腻，脉细。

西医诊断：生理性带下。中医诊断：带下（湿热下注）；漏下（冲任不调）。

治法：清热燥湿，升阳止带。

处方：①苍术 10g，荷叶 10g，升麻 9g，羌活 10g，白芷 10g，海螵蛸 20g，椿根皮 15g，贯众 15g，薏苡仁 30g，藁本 10g，7 剂。②菖蒲 30g，苍术 30g，炒黄柏 20g，6 剂。每日 1 剂，每次加水 1000mL，煎取 500mL，连煎 3 次，合药液；凉后，先用冲洗器冲洗阴道，再坐浴，每次 15 分钟，不拘次数。

二诊：2013 年 5 月 6 日。带下已除。

处方：完带汤加椿根皮 15g，贯众 15g，海螵蛸 20g，7 剂，水煎服。

按语：《本草纲目》记载菖蒲治"妇人带下"，并转载《济急仙方》有"阴汗湿痒：石菖蒲、蛇床子等分为末，日搽二三次"。可见菖蒲能治疗带下，且可外用。此案外治方中用清热燥湿的二妙丸配伍芳香化浊止带的菖蒲，收效甚佳。

2.细菌性阴道炎

细菌性阴道炎指细菌感染引起的带下增多，并伴有一系列炎症刺激的症状。

○ 阴道滴药、湿敷治疗女婴阴道炎

王某，11 个月。外阴、阴道口充血 1 周。

西医诊断：女婴阴道炎。

治法：清理湿热。

处方：黄柏适量煎水，先用注射器将药水滴入女婴阴道，再用纱布浸湿湿敷外阴。

用药 1 周后治愈。

按语：女婴阴道炎症的治疗比较棘手，因为抗生素口服效果往往不佳，又不能通过阴道途径给药，直接影响到治疗效果。运用中药煎剂滴注或湿敷的方法，可以弥补治疗方法的不足。有研究认为，黄柏抗炎作用显著，以类柠檬碱或小檗碱为主的生物碱成分，抗炎效果最佳。通常传统中医常常将黄柏用于下焦湿热引起的疾病，女婴阴道炎属于下焦湿热之疾。

○ 冲洗坐浴法治疗细菌性阴道炎 3 天案

胡某，37 岁。带下量多且臭 3 天。

西医诊断：细菌性阴道炎。中医诊断：①带下；②阴臭（湿毒）。

治法：清热解毒。

处方：败酱草 50g，5 剂。每日 1 剂，每次加水 1000mL，煎取 500mL，连煎 3 次，合药液；待凉后，先用冲洗器冲洗阴道，再坐浴，每次 15 分钟，不拘次数。

二诊：带下减少，阴臭已除。

按语：有研究认为，败酱草能增强网状细胞和白细胞的吞噬能力，促进抗体形成，提高血清溶菌酶的水平，从而达到抗菌消炎的目的。黄花败酱、白花败酱制剂对多种感染性疾病有一定疗效。通常清理湿热、清热解毒的药物均可以用来冲洗、坐浴治疗细菌性阴道炎，如蒲公英、紫花地丁、龙胆、野菊花、一枝黄花等。

○ 冲洗坐浴法治疗细菌性阴道炎 1 周案

卢某，27 岁。经后带多色绿，外阴瘙痒 1 周。妇科检查提示：阴道内见大量黄绿色涕状分泌物，宫颈中度柱状上皮细胞外移，慢性盆腔炎性疾病后遗症。

西医诊断：细菌性阴道炎。中医诊断：带下（湿热）。

处方：苏木 60g，5 剂。每日 1 剂，每剂水煎 3 次，合药液约 1500mL；凉后，先用冲洗器冲洗阴道再坐浴，每次 15 分钟，不拘次数。

二诊：带下除，阴痒轻。继续用药 7 剂，巩固疗效。

按语：通常苏木作为活血化瘀药物使用。经过研究，苏木还是一味具有抗菌作用的药物，故《现代实用中药》中记载苏木"对于妇女子宫炎、赤白带下，可作煎剂灌洗之"。

○ 冲洗坐浴法治疗细菌性阴道炎半月案

金某，40 岁。阴痒且臭半月，阴道内见黄色涕状分泌物。

西医诊断：细菌性阴道炎。中医诊断：带下（湿热）。

治法：清热解毒。

处方：鱼腥草 50g，5 剂。每日 1 剂，每次加水 1000mL，煎取 500mL，连煎 3 次，合药液；凉后，先用冲洗器冲洗阴道再坐浴，每次 15 分钟，不拘次数。

外洗完毕，带除，阴下痒臭明显减轻。守上方续用 5 剂。

按语：细菌性阴道炎的阴道内用药，大都选用清热解毒的药物，尤其是具有特异臭味的药物，杀菌的效果相对突出，如败酱草、鱼腥草、墓头回、樗白皮等。

3.真菌性阴道炎

真菌性阴道炎指真菌感染引起的带下增多，并伴有一系列炎症刺激的症状。

○ 冲洗坐浴法治疗真菌性阴道炎 3 个月案

初诊：2007 年 9 月 26 日。杨某，21 岁。外阴瘙痒 3 个月，带下呈豆腐渣样，时或水样，量多，色白，异味重，每于经前 3～4 天复发，同房后症状加剧。使用达克宁栓之后，瘙痒可以暂时缓解。腰骶疼痛。月经正常，二便如常。月经 9 月 8 日来潮。妇科检查：外阴及周边皮肤充血，阴道通畅；宫颈光滑，宫体前位、正常大小、活动、质中、无压痛；右侧附件压痛，左侧附件无压痛。生育史：0-0-2-0。舌淡红，苔薄白，脉细。

西医诊断：真菌性阴道炎，真菌性外阴炎，右侧附件炎。中医诊断：带下（湿热）。

治法：清理湿热。

处方：决明子60g，7剂。每日1剂，每次加水1000mL，煎取500mL，连煎3次，合药液；凉后，先用冲洗器冲洗阴道，再坐浴，每次15分钟，不拘次数。

二诊：2007年10月4日。带下、阴痒已除。舌脉如上。中药守上方，续用3剂。

按语：《生草药性备要》记载，决明子"能擦癣癞"。现代药理研究表明，决明子水浸剂对多种皮肤真菌有不同程度的抑制作用，这是选用决明子煎剂冲洗坐浴治疗真菌性阴道炎的依据。

○ 冲洗坐浴法治疗真菌性阴道炎2天案

初诊：2007年10月22日。周某，33岁。外阴瘙痒、疼痛2天。妇科检查，发现阴道内见大量糊状分泌物。舌淡红，苔薄白，脉细。

西医诊断：真菌性阴道炎。中医诊断：带下（湿浊）。

治法：芳香化浊。

处方：佩兰60g，3剂。每日1剂，每次加水1000mL，煎取500mL，连煎3次，合药液；凉后，先用冲洗器冲洗阴道，再坐浴，每次15分钟，不拘次数。

二诊：2007年10月25日。阴痒消失，带下未绝。

处方：佩兰60g，藿香60g，3剂。每日1剂，每次加水1000mL，煎取500mL，连煎3次，合药液；凉后，先用冲洗器冲洗阴道，再坐浴，每次15分钟，不拘次数。

三诊：2007年10月30日。带下消失，阴痒未再复发。

按语：有研究发现，佩兰超临界CO_2挥发性萃取物对细菌、霉菌、酵母菌均有一定的抑菌作用，在碱性和酸性环境中尤为明显。其作用机制可能是佩兰挥发油成分的分子结构与生物膜分子结构相似，容易进入菌体内，抑制微生物的生长，从而发挥抑菌作用。藿香对多种癣菌具有抑制作用，浸出液比煎剂抗菌力强。霉菌的发生大都与潮湿不洁有关，因此从中医的角度来选择药物，芳香化浊药物可以成为治疗真菌性阴道炎的选药依据。

○ 冲洗坐浴法治疗真菌性阴道炎 5 天案

初诊：2008 年 6 月 30 日。陈某，35 岁。带下色绿如渣 5 天，下肢患有足癣。舌淡红，苔薄白，脉细。

西医诊断：真菌性阴道炎。

中医诊断：带下。

治法：杀灭真菌。

处方：黄精 60g，5 剂。每日 1 剂，水煎 3 次，合药液约 1500mL；凉后，先用冲洗器冲洗阴道，再坐浴，后泡足，每次 15 分钟，不拘次数。

二诊：2008 年 7 月 8 日。带下消失，足癣好转。

按语：现代药理研究表明，黄精对多种真菌有抑制作用，故其水煎剂冲洗坐浴可以治疗真菌性阴道炎。中药的现代药理研究为我们提供药物新的治疗方向，如在我的《妇科用药 400 品历验心得》中，还记载分别用丁香、大青叶、大黄、川楝子、五味子、五倍子、凤仙透骨草、升麻、月季花、木瓜、火炭母草、仙鹤草、半边莲、白果、白矾、白鲜皮、白蔹、艾叶、龙胆、龙葵、苍术、苍耳子、地榆、地肤子、血竭、吴茱萸、没药、花椒、蛇床子、苏叶、连翘、知母、苦参、苦楝皮、虎杖、金钱草、金银花、青蒿、青黛、厚朴、姜黄、威灵仙、栀子、茵陈蒿、香附、凌霄花、射干、徐长卿、桂枝、秦艽、莱菔子、商陆、黄芩、黄连、黄柏、紫花地丁、紫草、萹蓄、槐花、蒲公英、路路通、槟榔、樗白皮、藁本、露蜂房治疗真菌性阴道炎的医案。这些药物的使用，均具有药理实验依据。

4.滴虫性阴道炎

滴虫性阴道炎指阴道滴虫感染引起的带下增多，并伴有一系列炎症刺激的症状。

○ 冲洗坐浴治疗滴虫性阴道炎1个月案

初诊：2010年7月5日。谢某，41岁。带下阴痒1个月，白带镜检阴道滴虫阳性。

西医诊断：滴虫性阴道炎。中医诊断：①带下；②阴痒（虫蚀）。

治法：杀灭滴虫。

处方：远志50g，7剂。每日1剂，水煎3次，合药液约1500mL；凉后，先用冲洗器冲洗阴道，再坐浴，每次15分钟，不拘次数。

二诊：2010年7月12日。用药之后，带下、阴痒消失。白带镜检阴道滴虫阴性。

按语：远志栓剂阴道用药可以治疗滴虫性阴道炎，依据是一篇《远志栓治疗滴虫性阴道炎42例效果观察》的文章。文章中除了先用一些中药水煎外洗之外，再用远志栓剂塞阴道。我选用远志水煎外洗，验证了远志具有杀灭滴虫的切实疗效。

○ 湿敷治疗妊娠阴道感染滴虫近月案

会诊一：2022年8月19日。余某，30岁。停经90天，因"严重阴道感染，阴道出血1个月余未净伴腹痛腰酸"，主管医生视为棘手，请求会诊。

8月15日入院至今，对症治疗效果不佳。其中相关辅助检查为2022年8月16日血常规检查：白细胞10.93×10⁹/L（正常值3.5×10⁹～9.5×10⁹/L），淋巴细胞15.4%（正常值20%～50%），中性粒细胞数7.98×10⁹/L（正常值1.8×10⁹～6.3×10⁹/L）；白带常规检查：清洁度Ⅳ级，白细胞（1+），上皮细胞（2+）；白带镜检：真菌阴性，阴道滴虫阳性，线索细胞阳性。2022年8月17日B超提示：纵隔子宫可能；偏右侧宫内早孕（约10周）；宫腔下端至宫颈内口处异常回声，大小32mm×13mm×38mm的子宫内膜息肉？2022年8月18日阴道分泌物微生物培养：解脲支原体阳性（≥10^{4}ccu/mL），人型支原体阳性（≥10^{4}ccu/mL）；阿奇霉素：中度敏感；尿液培养（住院）：培养检出多种 G$^-$、G$^+$ 菌混合生长。8 月 19 日至 8 月 26 日，甲硝唑阴道上药。入院后至 8 月 25 日，患者阴道出血仍未止，时多时少，粉红色至暗红色黏液状。8 月 25 日至 9 月 8 日，阿奇霉素针 0.5g，每日 1 次，静脉滴注治疗支原体感染。9 月 8 日，白带常规检查：清洁度Ⅳ级，白细胞（3+），上皮细胞（1+），阴道滴虫阳性。9 月 10 日，阴道分泌物微生物培养：解脲支原体 ≥10^{4}ccu/mL，阿奇霉素敏感。

今阴道出血量较多，色红，夹带。腰或酸，身冷出汗。便软，难解。纳可。舌淡红，苔薄白，脉软。

治法：清热解毒，止血安胎。

处方：黄连解毒汤加味。川连 3g，炒黄柏 5g，黄芩炭 10g，炒栀子 10g，萆薢 10g，地榆 20g，槐花 20g，阿胶（烊冲）10g，炮姜 5g，苎麻根 20g，3 剂，水煎服。

会诊二：2022 年 8 月 22 日。阴道出血减少，无带下，寐可。无腰酸，无身冷，出汗消失。舌淡红，苔薄白，脉细滑。

处方：中药守上方加旱莲草 20g，4 剂。

会诊三：2022 年 8 月 26 日。宫内息肉脱至宫颈口，舌脉如上。

处方：黄连解毒汤合白头翁加甘草阿胶汤加味。黄芩炭 10g，黄连 3g，炒黄柏 5g，炒栀子 10g，地榆炭 20g，槐花 20g，苎麻根 30g，白头翁 15g，秦皮 10g，阿胶（烊冲）10g，炮姜 5g，炙甘草 6g，3 剂，水煎服。

会诊四：2022 年 8 月 29 日。阴道出血未净，或觉腰酸，纳可，舌脉如上。

处方：炒栀子 10g，地榆炭 20g，槐花 20g，贯众炭 20g，苎麻根 30g，侧柏叶 10g，阿胶（烊冲）10g，海螵蛸 20g，萆薢 10g，黄芩炭 10g，防风 10g，荆芥炭 10g，生黄芪 12g，4 剂，水煎服。

会诊五：2022 年 9 月 2 日。阴道出血减半，有异味，胃脘或不适，舌脉如上。

处方：中药守上方去炒栀子，加防风 12g，苍术 10g，3 剂，水煎服。

会诊六：2022 年 9 月 5 日。症如上，舌脉如上。

处方：中药守上方，加葛根 12g，4 剂，水煎服。

会诊七：2022 年 9 月 9 日。宫内息肉自行脱落，阴道出血已净。9 月 8 日白带常规：清洁度Ⅳ级，白细胞（3+），上皮细胞（1+），阴道滴虫（1+），甲硝唑阴道用药已经 5 次，舌脉如上。

处方：①中药守上方，5 剂。②白头翁 30g，5 剂。每剂用水浓煎，蘸带线棉球塞阴道。

2022 年 9 月 10 日，阴道分泌物微生物培养：解脲支原体 ≥ 10^4ccu/mL 阿奇霉素敏感。

2022 年 9 月 13 日，白带常规检查：清洁度Ⅲ级，白细胞（1+），上皮细胞（2+），真菌阴性，阴道滴虫阴性，线索细胞阴性。

患者 2022 年 9 月 15 日平安出院。

按语：实验研究发现，经过白头翁水提液作用后，毛滴虫可溶性蛋白的组成和含量均有变化。发生变化的原因，可能是白头翁作用后破坏了虫体的内部结构、毛滴虫蛋白的合成及分解受到了障碍，导致蛋白的异常凝聚或者降解。白头翁杀灭阴道滴虫，可以采用阴道冲洗的治疗方法。对于病情顽固的患者，加用蘸药水的带线棉球阴道保留置药，可以渗入阴道皱襞间隙，延长药物时间，提高临床疗效。

外阴疾病

1.阴痒

阴痒指以女性外阴及阴道瘙痒，甚则痒痛难忍，或伴带下增多为主要表现的疾病。

○ 冲洗坐浴治疗阴痒 5 天案

初诊：2007 年 10 月 19 日。洪某，28 岁。

外阴瘙痒 5 天，带下色黄。舌淡红，苔薄白，脉细。

中医诊断：外阴瘙痒（湿热）。

治法：清利湿热。

处方：车前草 100g，5 剂。每日 1 剂，每次加水 1000mL，煎取 500mL，连煎 3 次，合药液；凉后，先用冲洗器冲洗阴道，再坐浴，每次 15 分钟，不拘次数。

二诊：2007 年 10 月 29 日。用药之后，外阴瘙痒消除。中药守上方续进 5 剂。

三诊：2007 年 11 月 5 日。阴痒未再发生。

按语：在车前草无水乙醇提取物的抗菌活性实验中发现其提取物有良好的抗菌效果。外阴瘙痒与西医学的细菌感染有较大关系，中医学则大都责之于湿热下注，临床表现以带下色黄、气味臭浊为特征。车前草具有清利湿热作用，水煎外洗有效。

○ 冲洗坐浴治疗阴痒 20 多天案

初诊：蒋某，30 岁。外阴瘙痒 20 多天，带下如水。

中医诊断：外阴瘙痒。

处方：杏仁 50g，8 剂。每日 1 剂，每次加水 1000mL，煎取 500mL，连煎 3 次，合药液；凉后，先用冲洗器冲洗阴道，再坐浴，每次 15 分钟，不拘次数。

二诊：用药后带下除，外阴瘙痒时作时休。

治法：祛风胜湿。

处方：五加皮 50g，6 剂。煎洗同上法。

外洗 1 剂，外阴瘙痒即除。随访 10 多天，症状未再发生。

按语：《金匮要略·妇人杂病脉证并治》记载"妇人经水闭不利，脏坚癖不止，中有干血，下白物，矾石丸主之"。"下白物"，即带下。矾石丸由矾石和杏仁组成。《本草新编》称杏仁"研纳女人阴户，又治发痒虫疽"，故开始时选用杏仁治疗。用药之后，带下消失，但外阴瘙痒未愈。风可胜湿，五加皮作为祛风湿的药物，可以治疗带下如水的症状，《本草备要》（收录于《汪昂医学全书》）称其治"阴痿囊湿，女子阴痒"，故选用五加皮治疗，比较合拍。

○ 冲洗坐浴治疗阴痒 4 天案

初诊：2007 年 12 月 13 日。黄某，30 岁。

外阴瘙痒 4 天，带下如水，色白。舌淡红，苔薄白，脉细。

中医诊断：外阴瘙痒（寒湿）。

治法：散寒除湿。

处方：花椒 15g，3 剂。每日 1 剂，每次加水 1000mL，煎取 500mL，连煎 3 次，合药液；凉后，先用冲洗器冲洗阴道，再坐浴，每次 15 分钟，不拘次数。

二诊：2007 年 12 月 16 日。带下及外阴瘙痒均消失。

按语：现代药理研究表明，花椒对于多种皮肤癣菌和深部真菌均有一定的抑制和杀灭作用。花椒挥发油还具有局部麻醉的作用。中医学认为寒湿下注常可以引起外阴瘙痒，其特征是带下如水而无臭味。花椒正是治疗这种外阴瘙痒的最合适药物。

○ 坐浴治疗阴痒 19 天案

丁某，22 岁。外阴瘙痒 19 天，先用杏仁水煎坐浴数天无效。

治法：杀虫止痒。

处方：乌梅 50g，5 剂。每日 1 剂，每次加水 1000mL，煎取 500mL，连煎 3 次，合药液；凉后坐浴，每次 15 分钟，不拘次数。

用药完毕，外阴瘙痒消除。

按语：中医学认为，许多肌肤瘙痒，常常与虫相关。因此，使用具有杀虫功效的中药来治疗瘙痒，成为一种治疗思路。同类的药物还有石榴皮、槟榔等。

○ 坐浴治疗阴痒 2 天案

朱某，34 岁。外阴瘙痒 2 天，带下不多。

西医诊断：外阴瘙痒（皮肤过敏）。

中医诊断：阴痒（风郁）。

治法：祛风止痒。

处方：地龙 50g，3 剂。每次加水 1000mL，煎取 500mL，连煎 3 次，合药液；凉后坐浴，每次 15 分钟，不拘次数。

外洗 1 剂，阴痒即除。

按语：地龙具有一定的抗过敏作用。对于疑似皮肤过敏引起的外阴瘙痒，地龙水煎外洗，可以起到止痒的目的。在我的《妇科用药 400 品历验心得》中，还记载用丁香、土茯苓、大青叶、大蓟、小蓟、川楝子、天葵子、木槿花、牛蒡子、车前子、丝瓜络、仙鹤草、冬葵子、白鲜皮、半边莲、平地木、玄明粉、甘草、白毛藤、白头翁、白芷、白鲜皮、石榴皮、地肤子、地骨皮、地榆、百部、何首乌、佩兰、忍冬藤、旱莲草、补骨脂、诃子、刺蒺藜、板蓝根、细辛、苍耳子、青黛、鱼腥草、栀子、荆芥、夏枯草、徐长卿、桃仁、桔梗、蛇莓、淫羊藿、菊花、菝葜、萆薢、苦参、紫花地丁、蒲公英、路路通、槟榔、薄荷、藿香等水煎冲洗阴道、坐浴治疗阴痒的医案，这些药物的使用大都具有药理基础和临床依据。

2.阴痛（包括小户嫁痛）

阴痛指临床出现以外阴疼痛为主要表现的疾病。小户嫁痛是指妇女阴道窄小而致的性交疼痛。

○ 坐浴治疗阴痛 4 天案

初诊：2009 年 5 月 30 日。张某，25 岁。外阴疼痛 4 天。舌淡红，苔薄白，脉细。

中医诊断：阴痛（湿热）。

治法：清热。

处方：大青叶 50g，3 剂。每次加水 1000mL，煎取 500mL，连煎 3 次，合药液；凉后坐浴，每次 15 分钟，不拘次数。

二诊：2009 年 6 月 2 日。外阴疼痛已除。

按语：外阴疼痛，如属于局部损伤或者继发感染引起者，许多清热解毒、活血生肌的药物均可以选来局部外用。在我的《妇科用药 400 品历验心得》中，还记载用升麻、花蕊石、龙葵、龙胆、乳香、秦艽、蚤休、琥珀、樗白皮、瞿麦等水煎坐浴、涂抹治疗阴痛的医案。

○ 手指扩张法治疗小户嫁痛 6 年案

初诊：2010 年 3 月 16 日。陈某，38 岁。婚后因性交外阴疼痛，6 年来未成功过性生活。

中医诊断：小户嫁痛。

治疗：用手法扩张阴道，先从一小指开始，进入阴道后逐渐扩张阴道。

二诊：2010 年 3 月 23 日。继续治疗，直至阴道可以容纳 3 指。

三诊：2010 年 3 月 30 日。已经可以过正常性生活。

按语：小户嫁痛出自日本丹波康赖《医心方》卷廿一引晋代葛洪方。此后有许多治疗性交之后局部外伤引起疼痛的方剂。针对阴道过于狭窄而又惧怕疼痛的患者，用手指扩张法是解决性交疼痛的最佳方法，因而具有积极的意义。

3. 阴热

阴热指女性阴部出现以灼热为主要表现的病证。

○ 坐浴治疗外阴灼热瘙痒 3 天案

初诊：2009 年 3 月 7 日。刘某，29 岁。外阴灼热、瘙痒、疼痛 3 天。舌淡红，苔薄白，脉细。

中医诊断：阴热（血热）。

治法：清热泻火。

处方：夏枯草 100g，12 剂。每次加水 1000mL，煎取 500mL，连煎 3 次，合药液；凉后坐浴，每次 15 分钟，不拘次数。

二诊：2009 年 3 月 21 日。外阴瘙痒、烧灼、疼痛感消失。处方、用法同上，6 剂。

按语：研究发现，夏枯草挥发油具有抗炎作用。《科学的民间药草》一书记载夏枯草可以"洗涤阴道，治阴户及子宫黏膜炎"。灼热瘙痒，常与外阴炎症有关，中医学则责之于火，夏枯草可以消炎，又可清热泻火，外用疗效确佳。

○ 坐浴、涂抹治疗外阴灼热1周案

初诊：2007年12月18日。甘某，19岁。外阴瘙痒、疼痛、灼热1周。妇科检查：两侧大阴唇外侧，以及会阴部见多处黏膜破损。舌淡红，苔薄白，脉细。

中医诊断：阴热（热毒）。

治法：清热解毒。

处方：①蒲公英50g，紫花地丁50g，4剂。每日1剂，每次加水1000mL，煎取500mL，连煎3次，合药液；凉后坐浴，每次15分钟，不拘次数。②青黛粉30g，每次坐浴之后拭干，再涂抹青黛粉。

二诊：2007年12月24日。外阴瘙痒、疼痛、灼热均已消失。

按语：外阴多处黏膜破损灼热，常责之湿热或热毒。用蒲公英、紫花地丁水煎坐浴，再用青黛外敷，可以起到很好的疗效。在我的《妇科用药400品历验心得》中，还记载用天葵子、白头翁、青蒿、忍冬藤等治疗阴热的医案。

4.阴干

阴干指女性以外阴、阴道干燥为主要表现的疾病。

○ 坐浴治疗阴干3年案

初诊：2008年6月26日。李某，35岁。外阴干燥瘙痒3年，反复发作，每日多饮水，上述症状缓解，腰酸痛，乏力。妇科检查未发现外阴明显异常。舌淡红，苔薄白，脉细。

中医诊断：阴干（阴虚）。

治法：滋阴止痒。

处方：生地黄60g，夜交藤60g，5剂。每次加水1000mL，煎取500mL，连煎3次，合药液；凉后坐浴，每次15分钟，不拘次数。

二诊：2008年7月1日。外阴干燥、瘙痒已经消失。

按语：年长而阴干者，多因阴分不足引起。生地黄滋阴润燥，可以治本。《本草纲目》称夜交藤"风疮疥癣作痒，煎汤洗浴"，可以治标。该物是何首乌的藤，同时尚有滋阴作用，故两药合煎外洗，可以增效。

○ 冲洗坐浴治疗阴干1个月案

初诊：2007年10月30日。潘某，38岁。

外阴、阴道干燥瘙痒灼痛1个月，白带不多，无尿频尿急现象。月经10月21日来潮，4天净。妇科检查：外阴无殊，阴道通畅；宫颈光滑，子宫后位、大小正常、质地中等、活动、轻压痛；两侧附件无压痛。舌淡红，苔薄白，脉细。

中医诊断：阴干（阴虚）。

治法：滋阴止痒。

处方：夜交藤50g，桑叶50g，生甘草15g，4剂。每日1剂，每次加水1000mL，煎取500mL，连煎3次，合药液；凉后，冲洗、坐浴，每次15分钟，不拘次数。

二诊：2007年11月3日。外阴阴道干燥、瘙痒、灼痛均减轻，带下不多，舌脉如上。

处方：中药守上方，加白鲜皮50g，5剂，用法同上。

按语：《本草纲目》称夜交藤"风疮疥癣作痒，煎汤洗浴"。由于夜交藤是何首乌的藤蔓，故稍有滋补肝肾的作用。桑叶润燥止痒，甘草调和诸药。对于并非绝经期引起的阴道干燥，用中药冲洗阴道是一种直接、高效的治疗方法。

○ 冲洗治疗阴道干涩2年案

初诊：2021年10月6日。李某，41岁。因"阴道干涩2年，经行头痛2年，经量减少3年"就诊。

2年前无明显诱因下出现阴道干涩，性生活困难。月经周期30天，经期3天，经量减少3年。月经9月25日来潮，经量较前减少2/3，色红，无血块，无痛经，无腰酸，无乳胀。近 3 年经前一天开始头痛至经将净痛止，两颞部及前额胀痛，需卧床休息方缓解。口干，口微苦，纳寐可。舌淡红，苔薄白，脉细。

中医诊断：阴干（阴虚）。

治法：补益肝肾，滋阴润燥。

处方：①麦味地黄汤加味。麦冬 15g，五味子 5g，熟地黄 15g，山茱萸 10g，山药 15g，牡丹皮 9g，茯苓 10g，泽泻 10g，天门冬 12g，墨旱莲 15g，龟甲 15g，女贞子 10g，钩藤 12g，7 剂，水煎服。②鱼水汤（自拟方）。女贞子 50g，黄精 20g，天门冬 15g，7 剂。水煎 3 次，合药液约 1500mL，冲洗阴道。

二诊：2021 年 10 月 15 日。阴道干涩明显好转，精神改善，大便溏。测抗缪勒管激素 1.7ng/mL。舌脉如上。

处方：①中药守上方，去女贞子，加苍术 12g，7 剂，水煎服。②外洗方同上，7 剂，用法同上。

三诊：2021 年 10 月 28 日。月经 10 月 21 日来潮，经量可，3 天净；无经行头痛，大便成形，阴道干涩消失，患者称性生活已是"如鱼得水"。舌脉如上。

处方：①中药守一诊方，去苍术，加厚朴 10g，7 剂，水煎服。②外洗方同上，7 剂，用法同上。

按语：阴道干燥的本质是肝肾阴亏，尤其是接近或者进入围绝经期的妇女——即临近地道不通的患者。口服中药固然是一种方法，但阴道直接用药，更加直接、高效。

5.阴汗

阴汗指女性前阴及其附近多汗的病证。

○ 冲洗坐浴治疗阴汗 2 天案

初诊：2007 年 11 月 27 日。陈某，25 岁。外阴潮湿阴痒 2 天，带下量多，色白，质黏稠，无异味。生育史：0-0-0-0。妇科检查：外阴无殊，阴道通畅；宫颈中度柱状上皮外移，子宫前位，大小正常，质地中等，活动，无压痛；两侧附件压痛。舌淡红，苔薄白，脉细。

中医诊断：阴汗（湿热下注）。

治法：清热燥湿。

处方：黄柏30g，苍术50g，5剂。每日1剂，每次加水1000mL，煎取500mL，连煎3次，合药液；凉后，先用冲洗器冲洗阴道，再坐浴，每次15分钟，不拘次数。

二诊：2007年12月6日。坐浴2天，带下及外阴潮湿、瘙痒均消失。继续用前法。

三诊：2007年12月19日。上症未再复发。

按语：阴汗大多责之湿邪下注，带下量多黏稠则更与湿热密切相关。二妙丸就是一张治疗下焦湿热的方剂，内服有效，水煎坐浴同样有效。

○ 坐浴治疗阴汗3天案

初诊：2008年4月10日。孙某，23岁。因原发不孕前来就诊。

外阴潮湿3天，舌淡红，苔薄白，脉细。

中医诊断：阴汗（湿注）。

治法：燥湿。

处方：厚朴50g，3剂。每日1剂，每次加水1000mL，煎取500mL，连煎3次，合药液；凉后坐浴，每次15分钟，不拘次数。

二诊：2008年4月14日。外阴潮湿好转，舌脉如上。

处方：中药守上方续洗3剂。

三诊：2008年4月17日。外阴潮湿已经消失。

按语：对于单纯湿邪下注而并无热象的阴汗，选用一味厚朴水煎坐浴，同样可以获得很好的疗效。这是根据药物的功效来选药的。查诸多古代本草文献，并无此用法，故亦算一种发明。

○ 坐浴治疗阴汗 1 周案

初诊：2008 年 5 月 22 日。王某，28 岁。外阴潮湿瘙痒 1 周。舌淡红，苔薄白，脉细。

中医诊断：阴汗（寒湿下注）。

治法：温阳燥湿。

处方：吴茱萸 15g，5 剂。每日 1 剂，每次加水 1000mL，煎取 500mL，连煎 3 次，合药液；凉后坐浴，每次 15 分钟，不拘次数。

二诊：2008 年 5 月 29 日。外阴潮湿、瘙痒减轻，舌脉如上。

处方：中药守上方续洗 5 剂。

三诊：2008 年 6 月 5 日。阴汗、瘙痒消失。

按语：《外台秘要》有"阴下湿痒，吴茱萸煎汤，频洗取效"的记载。吴茱萸外洗治疗的阴汗，与寒湿有关。寒湿阴汗选用的多为温燥的药物，如艾叶、香附、细辛等。在我的《妇科用药 400 品历验心得》中，还记载用小茴香、天南星、五加皮、石菖蒲、杜仲、羌活、花椒、刺蒺藜、蛇床子、补骨脂、泽泻、细辛、萆薢、麻黄根、蒲黄等治疗阴汗的医案。

6. 阴臭

阴臭指女性阴部出现臭气为主要表现的病证。

○ 冲洗坐浴治疗阴臭 7 天案

初诊：林某，30 岁。原有慢性盆腔炎、子宫颈重度炎症病史，阴臭 1 周。

中医诊断：阴臭（湿浊下注）。

治法：芳香化浊。

处方：香薷 50g，3 剂。每次加水 1000mL，煎取 500mL，连煎 3 次，合药液；凉后，先用冲洗器冲洗阴道再坐浴，每次 15 分钟，不拘次数。

二诊：洗后带下较多，阴臭已消。中药守上方续洗 3 剂。

按语：阴臭大都由于湿浊下注所致。《本草求真》又称香薷为香菜、香茸、香菜。言"香薷气味香窜"，借其香窜之力，可以水煎外洗治疗阴臭，效果特佳，以香祛臭，此亦为我之发明。

○ 冲洗坐浴治疗阴臭半年案

郑某，27 岁。阴臭数月，带下不多，色白。

中医诊断：阴臭（湿毒下注）。

治法：清热解毒。

处方：败酱草 50g，5 剂。每日 1 剂，每次加水 1000mL，煎取 500mL，连煎 3 次，合药液；凉后先用冲洗器冲洗阴道，再坐浴，每次 15 分钟，不拘次数。

药尽阴臭即除。

按语：《本草蒙筌》称"因似败豆酱气，故以败酱为名"。可见该物以臭气命名。阴臭伴见带下黄浊者，多由于湿毒下注引起，故应该选用清热解毒的药物治疗，而具有臭气的药物，往往具有良好的清热解毒或杀菌的功效。以芳香类药物辟秽，或以腥秽类药物除臭，这是我治疗阴臭的选药思路之一。在我的《妇科用药 400 品历验心得》中，还记载用丁香、甘松、白芷、石菖蒲、佩兰、鱼腥草、墓头回、樗白皮、薄荷、檀香、藿香等治疗阴臭的医案。

7.阴肿

阴肿指以女性外阴部肿大为主要表现的病证。

○ 冲洗坐浴治疗外阴水肿案

初诊：2007 年 11 月 5 日。邱某，36 岁。每次性生活之后即发生阴痒红肿，使用制霉菌类药物，症状虽可得到控制，但反复发作。月经 10 月 30 日来潮，今天经水方净，未过性生活。

中医诊断：阴肿（风郁湿热）。

治法：疏风清湿热。

处方：羌活 60g，地肤子 60g，5 剂备用。每日 1 剂，每次加水 1000mL，煎取500mL，连煎 3 次，合药液；凉后先用冲洗器冲洗阴道，再坐浴，每次 15 分钟，不拘次数。

二诊：2007 年 11 月 13 日。性生活后出现外阴肿痒，上药冲洗坐浴之后，外阴肿痒立即消失。

处方：中药守上方续用 7 剂。

三诊：2008 年 1 月 28 日。随访至今，上述症状未再复发。

按语：在《华佗神医秘传》中有产后阴肿神方，即用羌活、防风各一两，煎汤熏洗，极效。此乃依据风药升阳祛湿之功，转而达到消除水肿的目的。借此，我用羌活消肿，配伍地肤子清湿热止痒，效果幡然。

○ 坐浴治疗外阴水肿案

刘某，28 岁。性生活后外阴肿 1 天。

中医诊断：阴肿（血水瘀阻）。

治法：活血利水。

处方：泽兰50g，7剂。每日1剂，每次加水1000mL，煎取500mL，连煎3次，合药液；凉后坐浴，每次15分钟，不拘次数。

坐浴治疗后，外阴肿即除。

按语：《濒湖集简方》（收录于《李时珍医学全书》中）有泽兰洗方，治产后阴翻（即产后阴户燥热，遂成翻花）的记载。泽兰是一味具有活血利水功效的药物，根据中医妇科水血学说，活血可以行水，利水能够活血。用泽兰煎剂坐浴治疗外阴水肿，获得显效便在医理之中。

○ 湿敷治疗卵巢过度刺激综合征外阴水肿案

姓名：林某，住院日期：2018年2月24日。

主诉：停经39天，腹胀半月，加重2天。

现病史：患者平素月经欠规则，周期23～35天。月经1月16日来潮。2月9日，患者因促排卵治疗后，出现腹胀不适，未予重视。近2天上述症状明显加重，偶感胸闷。今自测尿妊娠试验：阳性。

辅助检查：2018年2月24日测血HCG 80.6mIU/mL。B超检查：宫体大小约58mm×46mm×52mm。左侧卵巢大小约63mm×47mm，内见多个囊性暗区，最大25mm×24mm，囊壁规则，毛糙，内透声差；右侧卵巢大小约67mm×52mm，内见多个囊性暗区，最大35mm×25mm，囊壁规则，毛糙，内透声差。盆腔内见液性暗区，最深前后径50mm，内透声可。宫内宫外未见明显妊娠征象；双侧卵巢增大伴多个囊肿；腹腔中等量积液。生育史：25岁结婚，生育史：0-0-0-0。

入院诊断：早孕、异位妊娠待排、卵巢过度刺激综合征。

诊疗方案：

（1）完善各项检查，记24小时尿量，观察腹围、体重的变化，监测血HCG、P、E_2、电解质及B超，予以积极治疗。

（2）予万汶针、低分子右旋糖酐、林格液、5%糖盐水扩容及对症处理。皮下注射达肝素钠针改善微循环。

（3）肌注黄体酮针、口服地屈孕酮片及维生素 E 丸，促黄体功能保胎。口服叶酸片，预防神经管畸形。吸氧改善供氧，缓解胸闷不适。

（4）白蛋白静滴，治疗低蛋白血症；美能针保肝降酶对症治疗；舒普深静滴，抗感染治疗。

（5）中药内服：以健脾利水，化湿行气立法，主方五苓散和五皮饮加减。

2018 年 2 月 28 日诊疗方案：

（1）B 超检查：子宫前位，形态尚规则；宫体大小 62mm×57mm×65mm，肌层回声尚均匀，内膜厚度 20mm，内部回声尚均匀，宫腔内未见明显妊娠囊样回声。左侧卵巢大小 57mm×41mm，右侧卵巢大小 61mm×52mm，内部回声欠均匀，两侧卵巢内均可见数个囊性暗区，大的约 24mm×17mm，囊壁略厚，囊内透声欠佳。盆腔内见明显的液性暗区，最深处约 42mm，内透声可。结论：子宫内膜增厚，目前宫内未见明显妊娠征象。B 超复查：双侧卵巢增大伴囊肿，盆腔积液。胸水：右侧胸腔腋后线第 9 肋间探及深约 32mm 的液性暗区，内透声可；左侧胸腔肋膈角探及深约 21mm 的液性暗区，内透声欠佳。腹盆腔扫查见明显游离液性暗区，最深处前后径 85mm。结论：两侧胸腔积液，腹水。

（2）2 月 28 日行左侧腹腔穿刺术。

2018 年 3 月 1 日：患者双侧大阴唇肿胀，无压痛，右侧小阴唇肿胀。硫酸镁湿敷消肿。

2018 年 3 月 3 日：患者结束婚礼后返回病房，双侧大阴唇及右侧小阴唇肿胀明显，耻骨联合上方皮下水肿，局部胀痛，皮肤发亮拉紧，伴有渗液。予外阴护理，硫酸镁湿敷治疗。因疗效不佳，局部有刺激感而停用。

2018 年 3 月 3 日会诊：症状如上。

治法：调气燥湿。

处方：甘松 100g，苍术 50g，浓煎，局部湿敷。

2018 年 3 月 5 日：双侧大阴唇肿胀基本缓解，右侧小阴唇肿胀明显，无疼痛感。继续上方治疗。

2018年3月12日：双侧大阴唇肿胀消退（图3-1）。

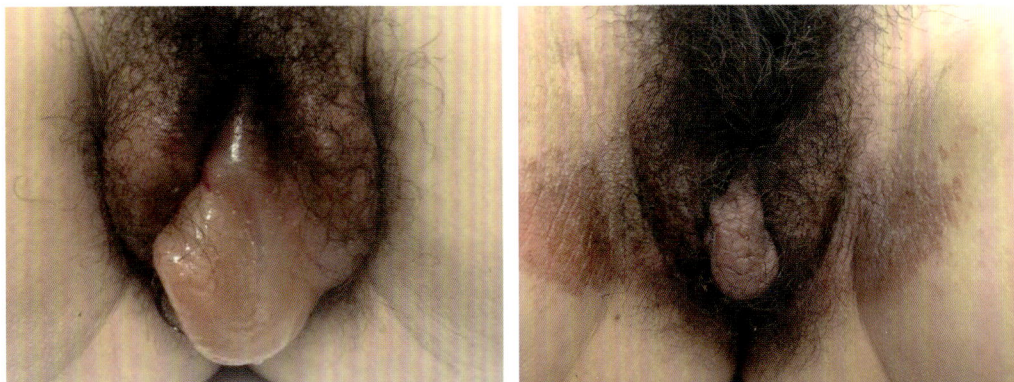

按语：有报道称甘松能够促进体内的淋巴排液，减轻组织水肿，从而起到消肿作用。《本草求真》甘松条记载：若脚气膝肿，煎汤淋洗。我在《妇科用药400品历验心得》一书中说："甘松煎汤外洗非局限于治疗足肿，还可治阴肿。"选用甘松治疗阴肿，属于经验用药，而方中的苍术则取祛除湿邪之功。

8.阴茧

阴茧指以女性阴道口一侧或双侧出现囊性肿块为主要表现的妇科疾病，形似蚕茧而得名，即西医学的巴氏腺囊肿。

○ 坐浴治疗阴茧1周案

王某，36岁。外阴肿痛1周。妇科检查：右侧大阴唇见4cm×2.5cm大小囊性肿块，局部红肿不明显（图3-2）。舌淡红，苔薄白，脉细。

中医诊断：阴茧（热毒瘀结）。

治法：清热解毒，活血化瘀。

处方：①仙方活命饮去金银花，加忍冬藤30g，用黄酒50mL冲服，7剂，水煎服。②泽兰50g，6剂。每剂水煎3次，合药液约1500mL，温后坐浴，每次15分钟，不拘次数。

二诊：巴氏腺囊肿缩小为 1cm×0.5cm。中药守上方续进 7 剂。

按语：《濒湖集简方》(收录于《李时珍医学全书》中) 有泽兰洗方，治产后阴翻。所谓的阴翻，即外阴严重的水肿。泽兰具有活血利水作用，故用它治疗阴茧，尤其合拍。

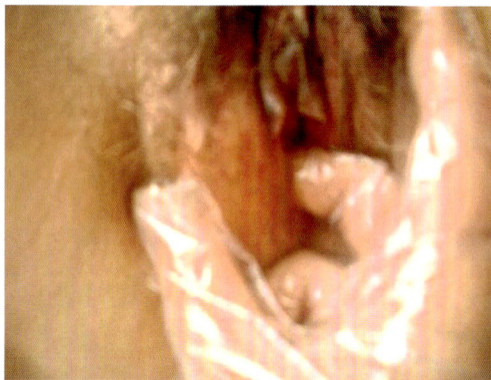

● 图 3-2　患者治疗前局部肿胀

○ 坐浴治疗阴茧 1 年案

初诊：2008 年 4 月 7 日。谢某，28 岁。发现右侧大阴唇约黄豆大小巴氏腺囊肿 1 年，活动，质软，压痛。

中医诊断：阴茧 (血热)。

治法：凉血清热。

处方：地骨皮 60g，4 剂。每剂水煎 3 次，合药液约 1500mL，温后坐浴，每次 15 分钟，不拘次数。

二诊：2008 年 4 月 12 日。症状如上。中药守上方，4 剂，用法同上。

三诊：2008 年 4 月 15 日。月经 4 月 14 日来潮，巴氏腺囊肿缩小。中药守上方，4 剂，用法同上。

四诊：2008 年 4 月 22 日。症状如上。中药守上方，4 剂，用法同上。

五诊：2008 年 4 月 29 日。巴氏腺囊肿消失。

按语:《本草从新》记载"妇人阴肿或生疮,地骨皮煎水频洗,效"。我在《妇科用药 400 品历验心得》一书中说:"地骨皮清热,独味水浓煎外洗,可以治疗阴痒,更是治疗阴茧未成脓者的特效药物,且屡试不爽。"若说某种中药对某种疾病有特效,地骨皮水煎坐浴治疗阴茧便是。

9.外阴疖肿

外阴疖肿指外阴皮肤单个毛囊或皮脂腺因细菌感染引起的急性化脓性感染。

○ 湿敷治疗外阴疖肿 4 天案

初诊:陈某,31 岁。继发不孕 1 年,外阴疼痛 1 周。4 天前右侧大阴唇发现一个疖肿,充血,直径约 1cm。舌淡红,苔薄白,脉细。

中医诊断:外阴疖肿(热毒)。

治法:清热解毒。

处方:①五味消毒饮加味。蒲公英 15g,紫花地丁 15g,金银花 12g,野菊花 10g,天葵子 10g,连翘 10g,天花粉 10g,浙贝母 10g,紫草 10g,陈皮 4g,5 剂,水煎服。②疖肿局部用鸡蛋清涂抹,每日数次。

二诊:外阴疖肿疼痛、充血均消失,肿块明显缩小(图 3-3)。继续守上法治疗。

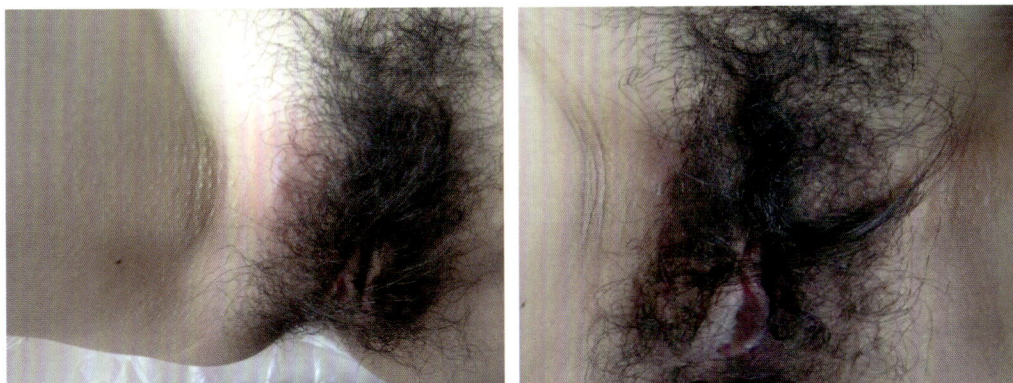

● 图 3-3 患者治疗前后局部对比

按语：鸡子白有清热解毒作用。《本草纲目》记载：鸡子白和赤小豆末，涂一切热毒、丹肿、腮痛。《肘后备急方》也记载：痈疽发背及乳疮，半夏末，鸡子白调，涂之。鸡子白可以使其他外用的药物更具有黏附性，而鸡子白本身也具有清热解毒作用。我治外阴疖肿，除内服药物之外，外敷鸡子白可以增效。

○ 外敷治疗外阴疖肿数天案

初诊：2014年3月26日。陈某，25岁。外阴疼痛数天。妇科检查：右侧外阴可见一个2cm×1cm大小的疖肿，局部红、肿、热、痛。舌淡红，苔薄白，脉细。

中医诊断：阴疮（热毒瘀结）。

治法：清热解毒，活血消疮。

处方：①金银花10g，连翘10g，野菊花10g，天葵子10g，紫花地丁10g，蒲公英15g，赤芍10g，牡丹皮10g，天花粉10g，6剂，水煎服。②金银花100g，鸡蛋清适量。将金银花拌入鸡蛋清中，待浸软后研细，置冰箱冷却后局部外敷，热时即换。

二诊：2014年4月3日。外敷2天，外阴疖肿即消平。

按语：金银花可以清热解毒，《本草便读》称"一切痈疽外证，推为圣药"。《本草新编》更是将金银花推为神品。金银花具有良好的杀菌抗炎作用，临床大都用来内服。我将其外用，亦为少有之举；与鸡蛋清调和后，既增强了金银花的清热解毒作用，又增加了药物的黏附性，提高了疗效。

10. 阴疮

阴疮指女性外阴肿痛，甚至化脓破溃为主要表现的疾病。

○ 外抹治疗阴疮10天案

初诊：2005年4月11日。陈某，49岁。绝经8⁺年，性生活后外阴疼痛伴少量血性分泌物 10 天，步履维艰。妇科检查：左侧大阴唇见 6 个 3～5mm 的溃疡，阴道充血；宫颈充血，宫体后位、活动、质中、无压痛；两附件无压痛。舌红，苔薄白，脉细。

中医诊断：阴疮（热毒）。

治法：清热解毒。

处方：①甘草泻心汤加味。生甘草 9g，炒黄芩 10g，党参 10g，干姜 5g，炒黄连 3g，大枣 6 个，半夏 9g，白鲜皮 10g，苦参 12g，4 剂，水煎服。②锡类散适量，局部外抹。

二诊：2005 年 4 月 18 日。阴痛消失，妇科检查时发现，所有的溃疡面均已愈合。中药守上方续进 4 剂，以巩固疗效。

按语：狐惑为何病？经过后人研究考证，发现西医学的贝赫切特综合征（别称白塞病、口-眼-生殖器三联征）。狐惑属肝经之疾，肝经循行……入毛中，环阴器……布胁肋，循喉咙，连目系，而乳头则分属肝经。甘草泻心汤可以治病狐惑，这就是我运用该方治疗口腔反复溃疡和外阴反复溃疡的依据。锡类散具有解毒化腐生肌的功效，是皮肤科治疗溃疡的常用药物。内外同治，起效迅捷。

○ 冲洗阴道、坐浴加涂抹治疗阴疮 1 周案

初诊：2009 年 8 月 20 日。金某，27 岁。外阴疼痛，带下如糊 1 周，会阴部见一个绿豆大小溃疡。

中医诊断：阴疮（湿热）。

治法：清理湿热。

处方：①龙葵 60g，5 剂。每日 1 剂，每剂水煎 3 次，合药液约 1500mL；凉后冲洗阴道，坐浴，每次 15 分钟，不拘次数。②秦艽 30g，研极细末，涂抹会阴溃疡处。

外用 3 天，会阴溃疡消失。

按语：《中草药彩色图谱》称龙葵"用于疮痈肿毒"。药理研究表明，龙葵碱有较

强的抗真菌作用。该案龙葵用于消除糊样白带，清热解毒，抗真菌。《圣济总录》有秦艽涂敷方，用一味秦艽为末外敷，治疮有效。我仿此方治疗外阴溃疡，亦颇灵验。

○ 湿敷治疗阴疮 1 周案

初诊：2012 年 1 月 30 日。温某，44 岁。双侧大阴唇红肿，内侧发现数颗针帽大小的溃疡 1 周。舌淡红，苔薄白，脉细。

中医诊断：阴疮（热毒）。

治法：清热解毒。

处方：黄连 10g，黄柏 10g，黄芩 10g，生山栀 10g，5 剂。用水浓煎，局部湿敷。

二诊：2012 年 2 月 4 日。两侧大阴唇红肿消退，左侧阴唇溃疡消失，右侧溃疡变浅变少，并出现 2 颗新生的小溃疡。中药守上方，7 剂，用法同上。

三诊：2012 年 2 月 11 日。大阴唇溃疡痊愈。

按语：黄连解毒汤是清热解毒的代表方，无论是内服还是外用，都有良好的抗炎效果。记得以前某医院病房有一位住院患者，因外阴严重感染，又出现阴唇粘连，请我开方。我便予黄连解毒汤浓煎，纱布浸透，局部湿敷，获痊。在我的《妇科用药400 品历验心得》中，有记载用血竭治疗阴疮的医案。

11.外阴疱疹

外阴疱疹是女性外阴感染疱疹病毒引起的疾病，表现为局限性、高出皮面的、内含液体的腔隙性损害，局部可有瘙痒、疼痛。

○ 湿敷治疗外阴疱疹 3 天案

刘某，28 岁。经后外阴瘙痒疼痛 3 天。妇科检查发现左侧大阴唇下缘有数颗疱疹，色暗，边界清晰。舌淡红，苔薄白，脉细。

西医诊断：外阴疱疹（热毒）。

治法：清热解毒。

处方：龙胆 50g，7 剂。水煎 500mL，凉后用纱布湿敷患部，不拘次数和时间。

外敷即日，局部瘙痒即控制；外敷 5 天后，疱疹消失（图 3-4）。

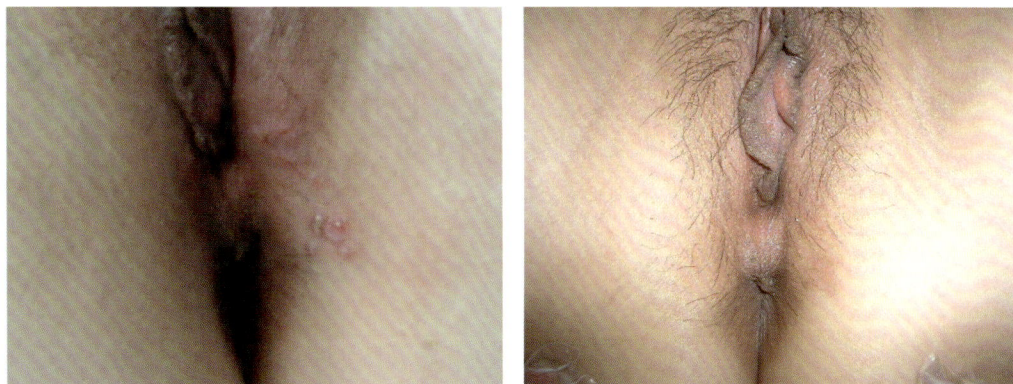

● 图 3-4　患者治疗前后局部对照

按语：龙胆的抗病毒作用通常体现在治疗带状疱疹病证中。外阴疱疹，中医属于感染湿毒之邪，龙胆是清热解毒之品，又是入肝经之药，故特别适合治疗外阴疱疹。

○ 外敷法治疗外阴疱疹破溃感染 6 天案

初诊：2006 年 6 月 22 日。王某，50 岁。外阴红肿疼痛 6 天，起坐困难。妇科检查左侧大阴唇见 2 颗疱疹，破溃红肿。舌淡红，苔薄白，脉细。

西医诊断：外阴疱疹（热毒）。

治法：清热泻火，解毒燥湿。

处方：①甘草泻心汤合三妙丸。甘草 10g，半夏 9g，黄芩 9g，黄连 5g，干姜 5g，大枣 5 枚，党参 10g，黄柏 10g，苍术 10g，牛膝 15g，土茯苓 15g，4 剂，水煎服。②黄连粉适量，局部外敷。

二诊：2006 年 6 月 28 日。疱疹破溃面已结痂，大阴唇充血消退。守上方加减 7 剂，黄连粉局部外敷。

三诊：2006 年 7 月 26 日。外阴疱疹痊愈。

按语：外阴疱疹系感染疱疹病毒所致。外阴部感染属于肝经湿热，故以治疗狐惑的甘草泻心汤合三妙丸内服，配伍黄连粉局部外敷，其效甚佳。研究发现，盐酸小檗碱（黄连的主要成分）对单纯疱疹病毒 1 型有较强的抑制作用，其机制可能与抑制病毒蛋白 ICP27、ICP8 和 gD 的表达有关。在我的《妇科用药 400 品历验心得》中，还记载用龙胆治疗阴疮的医案。

12.外阴皲裂

外阴皲裂指女性外阴因某些原因引起的皮肤、黏膜的皲裂及疼痛。

○ 涂抹治疗外阴皲裂痒痛 7 天案

初诊：2009 年 11 月 28 日。蔡某，24 岁。外阴痒痛 7 天。妇科检查发现两侧大阴唇近联合处黏膜皲裂。

中医诊断：外阴皲裂。

治法：清热收敛。

处方：马勃适量，局部外抹。

二诊：5 天之后，外阴黏膜皲裂愈合，痒痛消失。

按语：通过查阅国内外文献，马勃对创面的修复主要有止血、抗炎、抑菌、抗氧化反应、降血糖、促成纤维细胞增殖及分泌胶原蛋白等作用。马勃在创面愈合的止血期、炎症期、增殖期和重塑期都能发挥作用，适用于炎性反应较轻的患者。

○ 涂抹治疗外阴皲裂 7 天案

初诊：2015 年 5 月 28 日。林某，26 岁。会阴皲裂 1 周，妇科检查会阴部（阴道口与肛门之间）见一处 2cm 左右黏膜破损。

处方：青黛 15g，局部涂抹。

二诊：2015 年 6 月 4 日。会阴部黏膜破损愈合。（图 3-5）

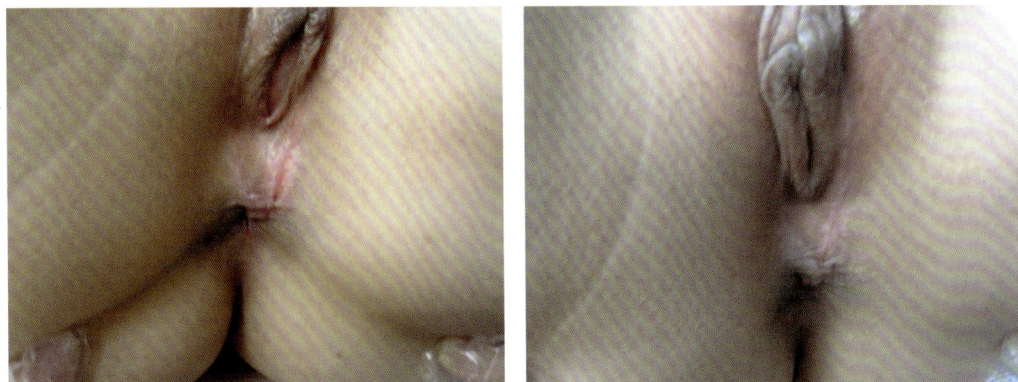
● 图3-5　患者治疗前后局部对照

按语：青黛功能清热解毒，凉血止血。青黛为皮肤科常用中药，能对抗多种细菌、真菌，以及抗炎作用。历代都有关于青黛外用治疗痈疮的记载。《本草求真》说"或用为末干掺，或同水调敷"。对于局部渗水的患者，主张干掺，对于局部干燥的患者，可以用水调敷。

13.大阴唇黏膜下脂肪囊肿感染

大阴唇黏膜下脂肪囊肿感染指大阴唇黏膜下产生的脂肪囊肿而继发的细菌感染。

○ 外敷治疗大阴唇黏膜下脂肪囊肿感染案

初诊：童某，26岁。左侧大阴唇发现一处2cm×1cm大小的黏膜下肿块1周，质韧，活动，边缘光滑，局部充血，疼痛。

西医诊断：大阴唇黏膜下脂肪囊肿伴感染。中医诊断：阴肿（瘀热互结）。

治法：清热化痰，活血散结。

处方：①消癥汤（自拟方）加味。半枝莲15g，白花蛇舌草15g，夏枯草15g，皂角刺12g，三棱10g，莪术10g，海藻12g，牡蛎15g，荔枝核10g，橘核10g，制乳香4g，制没药4g，紫草12g，王不留行12g，刘寄奴15g，浙贝母10g，天葵子15g，蒲公英15g，紫花地丁12g。7剂，水煎服。②桃仁100g，碾成泥，用鸡蛋清调匀，局部外敷。

二诊：大阴唇黏膜下脂肪囊肿消失。

按语：桃仁具有活血化瘀的作用，在《本草纲目》中记载"产后阴肿：桃仁烧研傅之"。大阴唇黏膜下脂肪囊肿伴感染的治疗，内服药物选用清热化痰、活血散结的方剂，同时局部配合桃仁外敷，实效法于李时珍。

14.阴癣

阴癣指生于臀股部、大腿内侧、会阴、肛门周围等处，以皮肤丘疹、水疱、结痂、瘙痒为主要表现的癣病类疾病。

○ 涂抹治疗阴癣 1 个月案

单某，22 岁。妊娠 2 个多月，发现阴癣瘙痒 1 个月。

西医诊断：外阴真菌感染。中医诊断：阴癣（湿热）。

处方：苦楝皮 60g。水煎 2 次，浓缩成 150mL，涂抹局部，不拘次数。

用药 1 周后，皮损边缘变平，充血、瘙痒消失（图 3-6）。

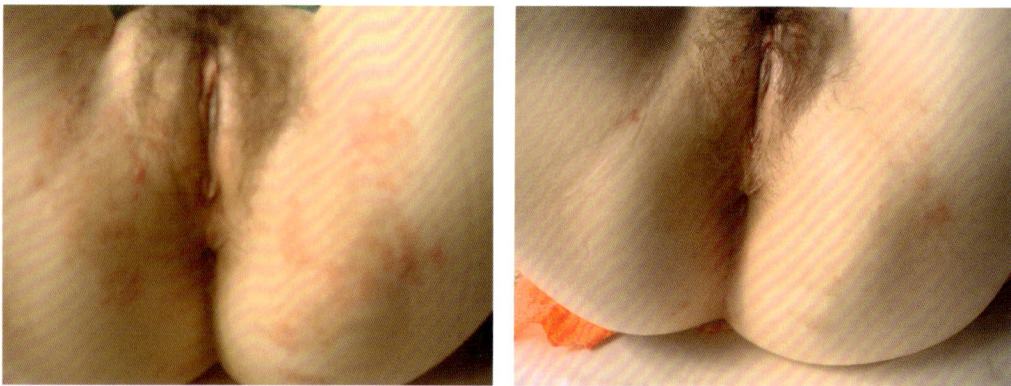

● 图 3-6　患者治疗前后局部对照

按语：《本草纲目》称苦楝皮"苦酒和，涂疥癣甚良"。现代药理研究表明，苦楝皮对多种致病性真菌有抑制作用。故阴癣使用苦楝皮是依据现代药理和古代医家的经验来选药的，许多古代对于药物的认识，常常为现代药理所证实。

15.外阴炎

外阴炎指女性由于病原体侵犯或受到各种不良刺激引起的外阴发炎，可表现为外阴皮肤瘙痒、疼痛、烧灼感甚至肿胀、红疹、糜烂、溃疡。

○ 坐浴治疗外阴炎 3 年案

张某，35 岁。外阴疼痛 3 年，夏日尤甚。当外阴与内裤接触时，即感疼痛，小便时即有刺激感，或瘙痒、隐痛；每次性交之后疼痛便加剧，局部裂伤，甚至出血，以至惧怕性生活。已经四处求医，效果罔然。妇科检查：外阴潮红，局部皮肤水肿、增厚、皲裂，皲裂部位和陈旧皮损已使局部皮色产生变异。内诊无殊。舌淡红，苔薄白，脉细。

西医诊断：外阴炎。中医诊断：阴痛（湿热下注）。

治法：清理湿热，杀虫止痒。

处方：二龙濯痒汤（自拟方）。龙葵 30g，龙胆草 15g，苦参 20g，苦楝皮 20g，白鲜皮 20g，地肤子 20g，黄柏 20g，蛇床子 30g，苍耳子 15g，5 剂。每日 1 剂，每次加水 1000mL，煎取 500mL，连煎 3 次，合药液；凉后坐浴，每次 15 分钟，不拘次数。

外洗之后，外阴充血减轻，伤口愈合，瘙痒、疼痛消失。

继续外洗 5 剂后，外阴皮损完全消失，任何症状均消除，皮色恢复正常（图 3-7）。

按语：二龙濯痒汤是我创制的，用来治疗细菌性或真菌性外阴炎、阴道炎，疗效极佳。方中药物都具有良好的杀灭细菌和真菌的功能，药物的协同作用明显提高了疗效。

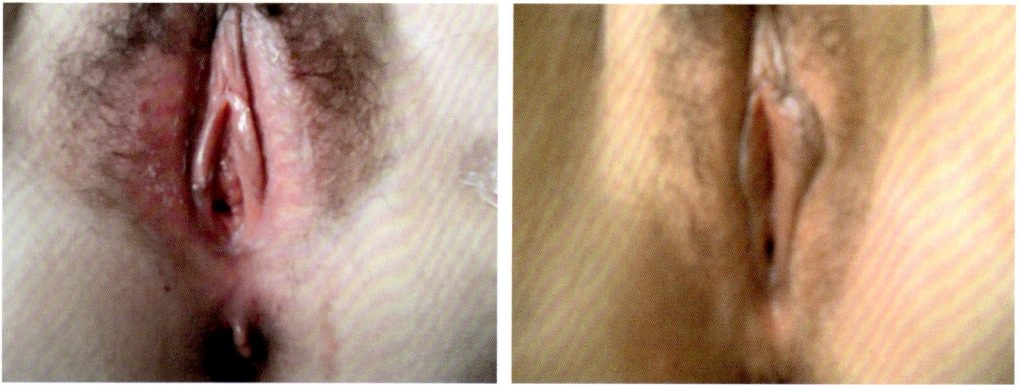

○ 冲洗坐浴治疗外阴炎 2 天案

初诊：2009 年 12 月 19 日。潘某，31 岁。外阴瘙痒疼痛 2 天，带下如糊。妇科检查：外阴及肛周潮红，充血明显，肛周黏膜见裂痕。

西医诊断：外阴炎。中医诊断：①阴痒；②阴痛；③带下（湿热风郁）。

治法：清理湿热，祛风止痒。

处方：虎杖 80g，苍耳子 50g，6 剂。水煎 3 次，合药液约 1500mL；凉后先用冲洗器冲洗阴道，再坐浴，每次 15 分钟，不拘次数。

二诊：2009 年 12 月 26 日。外阴瘙痒疼痛明显减轻，带下消失。外阴、肛周病变皮肤、黏膜恢复正常。

按语：外治方虎杖在中药之中具有活血祛风、清热利湿的作用，现代药理研究表明具有较好的抗菌、抗炎作用。苍耳子在中药中具有祛风止痒的作用，药理研究表明对某些真菌具有抑制作用。在我的《妇科用药 400 品历验心得》中，还记载单独用大青叶、半边莲、野菊花、黄柏、萹蓄、瞿麦治疗外阴炎的医案。

16.外阴黏膜损伤

外阴黏膜损伤指女性外阴黏膜受到各种外来因素导致的损伤。

○ 涂抹治疗外阴黏膜损伤 1 个月案

初诊：2008 年 5 月 9 日。孙某，34 岁。因继发不孕 2 年就诊，外阴疼痛 1 个月，擦拭时出血。妇科检查发现，会阴部黏膜破损，局部无充血。

西医诊断：外阴黏膜损伤。中医诊断：阴痛（损伤）。

治法：收敛生肌。

处方：赤石脂 10g，局部涂抹。

二诊：2008 年 5 月 12 日。会阴部破损已经愈合。

按语：外阴黏膜损伤，常发生于性生活的不慎擦伤。《本草求真》称赤石脂能"溃泻收口，长肉生肌"，对于未曾感染的外阴部黏膜破损十分适用。

○ 涂抹治疗外阴黏膜损伤 5 天案

陈某，33 岁。外阴擦拭有灼热刺痛感 5 天。妇科检查发现，外阴黏膜破损。

西医诊断：外阴黏膜损伤。中医诊断：阴痛（损伤）。

治法：活血生肌。

处方：制乳香 20g，研成极细末，局部外抹。

外用 3 天，外阴黏膜破损愈合。

按语：《本草从新》认为，乳香具有"生肌止痛"功效。《本草便读》记载乳香"内用外用，其理一也"。外伤引起的外阴黏膜损伤，可以局部涂抹活血生肌的乳香、没药、血竭来治疗，也可以用收敛的赤石脂、花蕊石来治疗。

17.外阴湿疹

外阴湿疹指女性外阴皮肤发生的湿疹。中医称为阴部淹疮。

○ 坐浴治疗外阴湿疹案

初诊：2013 年 3 月 27 日。张某，24 岁。因"人流术后半年，要求助孕"就诊。

患者平素月经规则，周期 28 天，经期 7 天。末次月经 2013 年 3 月 12 日，量中，色红，有血块，有腰酸，无乳胀。第一天小腹隐痛，白带正常，常感外阴瘙痒，偶有经间期出血。纳寐可，二便调。近 5 个月面部痤疮增多。身高 162cm，体重 72.5kg。既往体健，性生活正常，丈夫精液未查，生育史：0-0-1-0，无痛人流 1 次。妇科检查：外阴及两侧腹股沟见片状湿疹，色素沉着，多处皮肤溃破充血、渗液；阴道通畅，分泌物量中、色白、透明；宫颈光滑，子宫前位、正常大小、质地中等、活动、无压痛；双附件无压痛。舌淡红，苔薄白，脉细。

西医诊断：外阴湿疹。中医诊断：湿疮（湿重于热）。

治疗：①三仁汤合三妙丸。杏仁 20g，滑石 10g，通草 10g，厚朴 10g，半夏 10g，竹叶 10g，蔻仁 10g，生薏苡仁 30g，苍术 20g，黄柏 10g，牛膝 10g，萆薢 10g，7 剂。水煎服。②蚕沙 50g，苦参 30g，白鲜皮 30g，6 剂。每次水煎 500mL，连煎 3 次，合药液，凉后坐浴。

二诊：2013 年 4 月 14 日。药后外阴湿疹明显好转，瘙痒消失。末次月经 2013 年 4 月 6 日至 4 月 14 日。舌脉如上。

处方：中药守上方，内服、外用方各 3 剂。

三诊：2013 年 4 月 17 日。外阴湿疹已愈（图 3-8）。

按语：三仁汤加味是我治疗湿疹的经验方。《太平圣惠方》记载：治风瘙瘾疹遍身痒成疮，用蚕沙一升，水二斗，温热洗之。《常见病验方研究参考资料》治疗湿疹的方剂中，使用苦参配方外洗。《全国中草药汇编》记载白鲜皮"主治皮肤瘙痒，荨麻疹，湿疹，黄水疮，疥癣……"三药合用水煎外洗可以治疗湿疹痒疮，疗效良好。

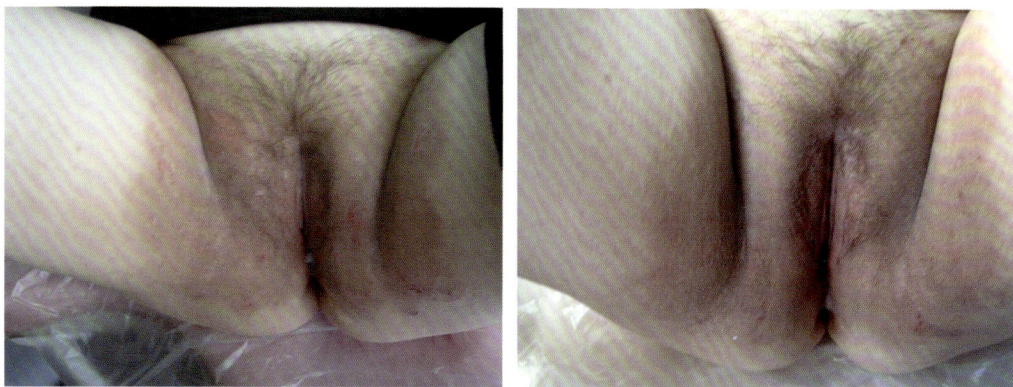

● 图 3-8　患者治疗前后局部对照

○ 坐浴治疗外阴湿疹 1 周案

初诊：2008 年 1 月 19 日。邹某，21 岁，未婚。外阴周围瘙痒 1 周。妇科检查：大阴唇及肛门四周见散在黄豆大小红色丘疹。舌淡红，苔薄白，脉细。

西医诊断：外阴湿疹。中医诊断：阴下湿痒（热毒）。

治法：凉血，解毒。

处方：紫草 60g，5 剂。每日 1 剂，每次加水 1000mL，煎取 500mL，连煎 3 次，合药液；凉后坐浴，每次 15 分钟，不拘次数。

二诊：2008 年 1 月 25 日。外洗 2 剂，外阴湿疹消失，瘙痒全除。

按语：《现代实用中药》记载紫草"为皮肤病，湿疹，恶疮，汤火伤及切伤等之外用药"。用紫草水煎外洗，治疗湿疹有比较确切的疗效，尤其是湿疹见皮肤、黏膜潮红充血者，更为适宜。

○ 冲洗坐浴治疗外阴湿疹 1 年案

初诊：2008 年 8 月 14 日。洪某，24 岁。近 1 年来反复外阴瘙痒，疼痛灼热，带下偏多，色白如渣，臭秽。妇科检查：大阴唇见片状湿疹，阴道内见大量豆腐渣样分泌物。舌淡红，苔薄白，脉细。

西医诊断：①外阴湿疹；②真菌性阴道炎。中医诊断：阴下湿痒（热毒）。

治法：清热解毒。

处方：蛇莓100g，6剂。水煎3次，合药液约1500mL；凉后先用冲洗器冲洗阴道，再坐浴，每次15分钟，不拘次数。外洗之后，阴道内放置制霉菌素栓，每日1粒。

二诊：2008年9月3日。外阴湿疹明显好转，舌脉如上。中药守上方续洗6剂。

三诊：2008年9月16日。外阴瘙痒消失，妇科检查湿疹已愈。

按语：蛇莓味甘、酸，性微寒，有小毒。功能清热凉血，消肿解毒。《江西草药》记载，治疗湿疹，可用蛇莓晒干研末，麻油调搽。我在《妇科用药400品历验心得》中有单独使用半边莲、苍耳子、蚕沙、野菊花治疗外阴湿疹的医案。

18.外阴尖锐湿疣

外阴尖锐湿疣指女性外阴感染人乳头瘤病毒引起的疣状赘生物。

○ 擦洗治疗外阴尖锐湿疣案

初诊：2008年1月9日。吴某，33岁。妊娠近5个月，右侧外阴及会阴部各见一湿疣样赘生物，今年曾有尖锐湿疣病史。舌淡红，苔薄白，脉细。

西医诊断：外阴尖锐湿疣。

治法：局部擦洗。

处方：木贼30g，6剂。每日1剂，每次加水1000mL，煎取500mL，连煎3次，合药液；凉后蘸布摩擦外洗，不拘次数。

二诊：2008年1月16日。HPV检测阴性，舌脉如上。中药守上方续洗7剂。

三诊：2008年3月20日。妊娠7个月，自从上述治疗之后，外阴赘生物立即自行脱落。

按语：《本草正义》载"木贼以摩擦木器得名。虽有坚木，擦之则粉屑错落而草不损，其伐木之性甚强……能治目翳，破积滞，皆消磨有余之用也"。木贼煎汤擦洗治疗尖锐湿疣为近人之举，或发轫于此。

○ 擦洗涂抹治疗外阴尖锐湿疣案

李某，20岁，已婚。妇科检查发现，外阴片状尖锐湿疣。

西医诊断：外阴尖锐湿疣。

治法：清热解毒，局部擦洗。

处方：板蓝根100g，12剂。每日1剂，每次加水1000mL，煎取500mL，连煎3次，合药液；凉后蘸布摩擦外洗，不拘次数。

二诊：自从擦洗后，湿疣开始脱落。妇科检查：外阴仅仅遗留1颗米粒大小湿疣。中药守上方，6剂。擦洗后，再用乌梅20g滴水研磨取汁，涂抹湿疣处。

三诊：用药3天后，所有湿疣全部脱落。妇科检查：外阴光滑如初。

按语：外阴尖锐湿疣系人乳头瘤病毒（HPV）感染所致。有研究报道，用含板蓝根30g的平疣洗剂对150例临床病人使用有效率达到88.67%。选用板蓝根煎剂局部擦洗，来源于此。《本草害利》称疽愈后，有肉突起，乌梅烧敷。一日减半，二日而平，真奇方也。此中的"有肉突起"，便是疮面愈合过程中的息肉。既然乌梅可以消除疮面息肉，对于外阴尖锐湿疣的凋亡，同样也会起到积极的治疗作用。

19.外阴白色病损

外阴白色病变包括外阴白色病损、外阴白斑或外阴营养不良，是外阴皮肤和黏膜组织发生色素改变和变性的病变。

○ 坐浴治疗外阴白色病损1个月案

初诊：2008年6月17日。潘某，37岁。右侧大阴唇可见1.5cm×2.0cm大小的白色病损，从 5 月份开始，外阴连及肛周瘙痒，虽经补骨脂配合益母草或单独用野菊花、墨旱莲水煎外洗，外阴瘙痒均未能控制。舌淡红，苔薄白，脉细。

西医诊断：外阴白色病损。中医诊断：阴痒（热毒下注）。

治法：清热解毒，祛风止痒。

处方：蚤休 30g，胆南星 50g，4 剂。每日 1 剂，水煎 3 次，合药液约 1500mL；凉后坐浴，每次 15 分钟，不拘次数。

二诊：2008 年 6 月 24 日。外阴、肛周瘙痒已经消失。中药守上方续用 4 剂外洗，以巩固疗效。

按语：外阴白色病变发生的机理不甚明确，所以根治的难度较大，即使是控制局部的瘙痒也有难度。《本草正义》说："蚤休乃苦泄解毒之品……治阴蚀。"《滇南本草》称"是疮不是疮，先用重楼解毒汤。此乃外科之至药也"。蚤休配伍胆南星局部外洗治疗瘙痒，是我的经验用方之一。

○ 冲洗坐浴治疗外阴白色病损 2 年案

初诊：2007 年 11 月 15 日。黄某，51 岁。停经 1 年左右，外阴瘙痒近 2 年，偶有疼痛；带下色黄或多，如脓样或糊状，有异味。纳便正常。妇科检查：两侧大阴唇色素减退呈白色，阴道通畅；宫颈轻度炎症，子宫萎缩、压痛不明显；两侧附件无压痛。小便常规检查：尿糖阴性。舌淡红，苔薄白，脉细。

西医诊断：外阴白色病变。中医诊断：阴痒（肝肾阴虚，风邪郁滞）。

治法：益肾祛风。

处方：补骨脂 50g，何首乌 60g，刺蒺藜 50g，5 剂。每日 1 剂，每次加水 1000mL，煎取 500mL，连煎 3 次，合药液；凉后先用冲洗器冲洗阴道，再坐浴，每次 15 分钟，不拘次数。

二诊：2007 年 11 月 26 日。外阴瘙痒已经消失，带下多，舌脉如上。中药守上方续用 14 剂。

按语：《中华本草》补骨脂条记载补骨脂浸膏治疗外阴白斑，即用一味补骨脂配制而成；何首乌条治疗女阴白色病变，用 40% 何首乌注射液；刺蒺藜有制品专治白癜风。三药合用，治疗外阴白色病变的瘙痒有效。治疗外阴瘙痒，属"天癸竭，地道不通"者，屡见佳绩，可与何首乌或夜交藤配伍，加刺蒺藜祛风止痒。

四

·

子宫疾病

1.子宫脱垂

子宫脱垂常表现为子宫从正常位置沿阴道下降，宫颈外口达坐骨棘水平以下。中医称为"阴挺"。

○ 坐浴治疗子宫脱垂 45 天案

初诊：2011 年 2 月 23 日。林某，68 岁。停经 20 年，子宫脱垂 45 天，难以自行回复；伴宫颈少量出血、淡红色，白带无殊，腰酸，二便正常，偶觉潮热，有高血压病史。生育史：3-0-1-3。2011 年 1 月 25 日，宫颈液基细胞检查示未见上皮内细胞恶性病变，有炎症反应性细胞改变。妇科常规检查：外阴无殊，阴道通畅；宫颈中度柱状上皮细胞外移，子宫Ⅲ度脱垂。舌淡红，苔薄白，脉细。

西医诊断：子宫脱垂Ⅲ度。中医诊断：阴挺（中气下陷）。

治法：收敛升提。

处方：①预知子 20g，牡蛎 20g，茺蔚子 10g，枳壳 15g，丝瓜络 15g，椿根皮 20g。7 剂，水煎服。②乌梅 150g，石榴皮 150g，7 剂。每日 1 剂，每次加水 1000mL，煎取 500mL，连煎 3 次，合药液；待药液温后先用冲洗器冲洗阴道，再坐浴，每次 15 分钟，不拘次数。

二诊：2011 年 3 月 3 日。子宫脱垂明显改善，可以自行回复，舌脉如上。

处方：内服方加生黄芪 15g，14 剂。外洗药守上方，14 剂。

按语：《太平圣惠方》治疗阴挺，用蛇床子五两，乌梅十四枚，水煮去滓，稍热外洗。《本草备要》（收录于《汪昂医学全书》）记载："泻痢至于脱肛者，以石榴皮、陈壁土加明矾少许，浓煎熏洗，再用五倍子炒研、敷托而止之。"这与治疗阴挺理无二致。笔者用乌梅配伍收敛的石榴皮，效果相得益彰。

2.子宫内膜息肉

子宫内膜局部过度增生所产生的突出于子宫腔内的单个或多个光滑肿物，称为子宫内膜息肉。

○ 保留灌肠治疗子宫内膜息肉案

潘某，32 岁。有慢性盆腔炎性疾病后遗症病史，放置宫内节育环。B 超检查提示前壁下段内膜见 13mm×10mm 大小子宫内膜息肉，子宫前壁肌层见 12mm×10mm 子宫肌瘤。经期过长。舌淡红，苔薄白，脉细。

西医诊断：①子宫内膜息肉；②子宫肌瘤。中医诊断：癥瘕。

治法：清热解毒，活血化瘀，消痰散结。

处方：①消癥汤（药物组成参见"敷法治疗异位妊娠包块案"）合济生乌梅丸（白僵蚕 10g，乌梅 5g）加夏枯草 20g，白芷 10g，14 剂，水煎服。②同服梅花点舌丹，每次 2 粒，每日 3 次。③再用活血化瘀灌肠液（自拟方）50mL 保留灌肠，每天 1 次，经期停药。

经后 B 超复查：子宫内膜息肉消失。

按语：子宫内膜息肉大都属于湿热瘀阻所致。用活血化瘀、清热消痰的消癥汤，配伍清代医家陈修园《时方歌括》（收录于《陈修园医学全书》中）中治疗痔疮出血的济生乌梅丸。梅花点舌丹源自《疡医大全》，可以治疗疔毒恶疮等。活血化瘀灌肠液配方见前。通过服用汤剂、丸剂，以及保留灌肠的治疗，最终使得较大的子宫内膜息肉痊愈。

五

盆腔疾病

1.盆腔炎性疾病后遗症

盆腔炎性疾病后遗症主要病理表现为组织的破坏，广泛的粘连、增生，以及瘢痕的形成，其导致临床上常见的输卵管堵塞，形成包块，以及输卵管伞端的闭锁，造成了输卵管积水。

○ 保留灌肠治疗盆腔炎性疾病后遗症 20 年案

初诊：2021 年 6 月 7 日。叶某，75 岁。下腹疼痛 20 年，尾骶痛，带多色黄，寐差。妇科检查：外阴无殊，阴道口、阴道壁、宫颈轻微充血，分泌物量少色黄；宫颈萎缩，宫体萎缩、压痛轻微；两侧附件压痛，三合诊两侧子宫骶骨韧带触痛。舌淡红，中腻，脉细。

西医诊断：①慢性盆腔炎性疾病后遗症；②老年性阴道炎。中医诊断：①腹痛；②腰痛（气滞热阻）。

治法：清热利湿，行气活血。

处方：①荔橘调气汤（自拟方）。乌药 10g，青皮 10g，荔枝核 10g，橘核 10g，小茴香 5g，大腹皮 10g，延胡索 10g，川楝子 10g，大血藤 20g，枳壳 10g，蒲公英 15g，香附 10g，鸡血藤 20g，7 剂，水煎服。②清热解毒灌肠液（自拟方），每次 50mL 保留灌肠，每日 1 次。③保妇康栓，每日 1 粒，塞阴道。

二诊：2021 年 6 月 15 日。腹痛范围缩小，程度减轻；带下增多，色黄如涕；尾骶痛减，舌脉如上。

处方：①中药守上方，加贯众 15g，桔梗 6g，7 剂，水煎服。②清热解毒灌肠液，每次 50mL 保留灌肠，每日 1 次。

三诊：2021 年 6 月 22 日。带下量减、色变淡，腹、尻痛缓，寐较佳。舌脉如上。

处方：①荔橘调气汤加贯众 15g，桔梗 9g，败酱草 15g，7 剂，水煎服。②清热解毒灌肠液，每次 50mL 保留灌肠，每日 1 次。③保妇康栓，每日 1 粒，塞阴道。

四诊：2021 年 6 月 29 日。带下续减、色淡黄，尾骶痛减。舌脉如上。

处方：①中药守上方，加椿根皮 20g，7 剂，水煎服。②清热解毒灌肠液，每次 50mL 保留灌肠，每日 1 次。

五诊：2021 年 7 月 6 日。腹痛除，带下已正常，腰尻微痛，寐难，口苦。舌脉如上。

处方：荔橘调气汤加败酱草 15g，桔梗 9g，苦参 6g，首乌藤 20g，7 剂，水煎服。

按语：慢性盆腔炎性疾病后遗症是一种非常顽固难以治愈的疾病，除了辨证论治的内服法之外，保留灌肠疗法是十分重要且疗效比较肯定的治疗方法之一。如果辨证属于湿热型，就选用清热解毒灌肠液保留灌肠。

○ 保留灌肠治疗亚急性盆腔炎 50 天案

初诊：2003 年 5 月 23 日。林某，22 岁。药物流产 50 天，阴道出血 3 天净，术后下腹疼痛，逐渐加重难耐，疼痛向会阴及下肢放射，伴腰酸痛。曾住院治疗，经腹部 B 超、腹部摄片、骨盆 CT 平扫、腰椎核磁共振等检查，均未发现异常。妇科检查：左侧附件压痛，右侧附件增厚。静脉肾盂造影提示左侧输尿管下端扩张。会诊后拟诊为左侧输尿管结石。经多方治疗，下腹疼痛未能控制，呻吟呼叫昼夜不已，自动出院。诊时痛苦不堪，呻吟不迭，弯腰挽扶，腰腹疼痛，手足逆冷，大便秘结，胃纳不馨。妇科检查：子宫及两侧附件压痛明显，两侧子宫骶韧带触痛明显。舌淡红，苔厚腻，脉细。

西医诊断：亚急性盆腔炎。中医诊断：腹痛（瘀热阻滞）。

治法：清热通腑，活血止痛。

处方：①大黄牡丹汤加味。制大黄 10g，牡丹皮 10g，桃仁 10g，冬瓜子 30g，玄明粉（冲）10g，延胡索 10g，蒲公英 20g，大血藤 20g，血竭 4g，3 剂，水煎服。②活血化瘀灌肠液（自拟方），每次 50mL 保留灌肠，每日 1 次。

药后大便下如糜粥，下腹疼痛顿除，手足转温，嗣后再用其他中药调理而安。

按语：慢性盆腔炎性疾病后遗症如果辨证属于湿热瘀阻型，可以选用活血化瘀灌肠液保留灌肠。

○ 保留灌肠治疗交接腹痛 5 年案

初诊：2013 年 3 月 27 日。池某，30 岁。近 5 年来性交时腹痛；排卵期阴道出血 2 年，每次持续 4 天左右，血量少，色红。平素带下量多，色黄，有异味；胃纳可，夜寐安，二便正常。月经史：周期 30 ～ 36 天，经期 8 天，末次月经 3 月 19 日来潮。生育史：2-0-0-2。输卵管已结扎。妇科检查：外阴无殊，阴道通畅并见较多黄色质稀分泌物；宫颈光滑，宫体后位、质地中等、活动、有压痛；左附件压痛，右附件无压痛。舌淡红，苔薄白，脉细。

西医诊断：慢性盆腔炎性疾病后遗症。中医诊断：交接腹痛（湿热气阻）。

治法：调气清湿热。

处方：柴胡 10g，枳壳 10g，白芍 10g，败酱草 10g，大血藤 15g，樗白皮 15g，半枝莲 15g，土茯苓 15g，蒲公英 15g，大蓟 15g，小蓟 15g，萆薢 15g，生甘草 6g，5 剂，水煎服。

二诊：2013 年 4 月 11 日。症如上，舌脉如上。

治法：清热解毒活血。

处方：①穿山甲 6g，白芷 10g，天花粉 10g，当归尾 6g，甘草 5g，赤芍 10g，制乳香 5g，制没药 5g，防风 10g，浙贝母 10g，陈皮 9g，金银花 15g，皂角刺 12g，黄酒（冲）50mL，7 剂，水煎服。②清热解毒灌肠液（自拟方），每次 50mL 保留灌肠，每日 1 次。

三诊：2013 年 4 月 29 日。胃脘不适，舌脉如上。

治法：调气清热。

处方：①荔枝核 10g，橘核 10g，乌药 9g，青皮 10g，小茴香 4g，大腹皮 10g，枳壳 10g，香附 10g，鸡血藤 20g，延胡索 10g，大血藤 20g，蒲公英 15g，7 剂，水煎服。②清热解毒灌肠液，每次 50mL 保留灌肠，每日 1 次。

四诊：2013 年 5 月 14 日。月经期：4 月 19～27 日，舌脉如上。

处方：中药守 3 月 27 日方，7 剂，水煎服。

五诊：2013 年 6 月 5 日。月经 5 月 24 日来潮，交接腹痛消失，舌脉如上。

治法：和血调气，清理湿热。

处方：①当归 9g，川芎 9g，炒白芍 10g，茯苓 10g，泽泻 10g，炒白术 10g，柴胡 10g，枳壳 10g，大血藤 20g，蒲公英 15g，白花蛇舌草 30g，延胡索 10g，7 剂，水煎服。②清热解毒灌肠液，每次 50mL 保留灌肠，每日 1 次。

六诊：2013 年 6 月 20 日。交接腹痛减轻，舌脉如上。

处方：①中药守 4 月 29 日方，7 剂，水煎服。②清热解毒灌肠液，每次 50mL 保留灌肠，每日 1 次。

七诊：2013 年 6 月 28 日。月经 6 月 24 日来潮，至今未净，舌脉如上。

处方：败酱草 10g，大血藤 15g，椿根皮 15g，半枝莲 15g，土茯苓 15g，蒲公英 15g，大蓟 15g，小蓟 15g，萆薢 10g，地榆 15g，槐花 20g，贯众炭 15g，阿胶（烊、冲）10g，5 剂，水煎服。

八诊：2013 年 7 月 3 日。经行 6 天净，舌脉如上。

处方：①中药守 6 月 5 日方，7 剂，水煎服。②清热解毒灌肠液，每次 50mL 保留灌肠，每日 1 次。

九诊：2013 年 7 月 23 日。胃脘部不适，交接疼痛已愈。舌淡红，苔薄白，脉细。

治法：温脾调胃。

处方：①党参 12g，炒白术 10g，干姜 5g，炙甘草 6g，半夏 10g，厚朴 9g，茯苓 10g，苏叶 6g，7 剂。②清热解毒灌肠液，每次 50mL 保留灌肠，每日 1 次。

按语：慢性盆腔炎性疾病后遗症除了辨证论治的内服法之外，保留灌肠疗法也是十分重要的治疗方法之一。如果辨证属于湿热气阻型，可选用清热解毒灌肠液保留灌肠。

2.输卵管积水（包括积脓）

输卵管积水为慢性输卵管炎症中较为常见的类型。输卵管炎后，或因粘连闭锁，黏膜细胞的分泌液积存于管腔内；或因输卵管炎症发生峡部及伞端粘连，阻塞后形成输卵管积脓，管腔内的脓细胞被吸收后，最终成为水样液体。

○ 保留灌肠治疗输卵管积水 3 个月案

初诊：2008 年 8 月 29 日。朱某，34 岁。输卵管结扎术后 10 年。5 月 10 日和 6 月 5 日两次 B 超检查都发现右侧输卵管积水，约 39mm×13mm。小腹及腰骶部时常疼痛，大便秘结。妇科检查：外阴无殊，阴道通畅；宫颈轻度柱状上皮外移，宫体前位、大小正常、质地中等、活动、压痛；两侧附件压痛。舌淡红，苔薄白，脉细。

西医诊断：①慢性盆腔炎性疾病后遗症；②右侧输卵管积水。中医诊断：①腹痛；②腰痛（瘀热阻滞）。

治法：活血清热。

处方：①仙方活命饮。炮山甲 6g，白芷 10g，天花粉 10g，当归尾 6g，甘草 5g，赤芍 10g，制乳香 5g，制没药 5g，防风 10g，浙贝母 10g，陈皮 9g，金银花 15g，皂角刺 12g，黄酒 50mL，28 剂，水煎服。②清热解毒灌肠液（自拟方），每次

50mL 保留灌肠，每日 1 次。

二诊：2008 年 9 月 25 日。胃脘不适，舌脉如上。

处方：①当归芍药散加味。当归 9g，川芎 9g，炒白芍 10g，茯苓 10g，泽泻 10g，炒白术 10g，柴胡 10g，枳壳 10g，大血藤 20g，蒲公英 15g，白花蛇舌草 30g，延胡索 10g，陈皮 10g，大腹皮 10g，14 剂，水煎服。②活血化瘀灌肠液（自拟方），每次 50mL 保留灌肠，每日 1 次。

三诊：2008 年 10 月 14 日。B 超检查，右侧输卵管积水，内径约 9mm，舌脉如上。

处方：①中药守上方，加葶苈子 12g，28 剂，水煎服。②活血化瘀灌肠液，每次 50mL 保留灌肠，每日 1 次。

四诊：2008 年 12 月 2 日。B 超复查，右侧输卵管积水已经消失。

按语：输卵管积水往往伴有输卵管开口粘连，以致输卵管中产生的液体无法排空；而输卵管开口的粘连，常与局部发生的炎症有关。因此，治疗时通常采用活血清热的方法。保留灌肠对于该病的治疗有极大的帮助。

○ 保留灌肠治疗输卵管积水 1 个月案

初诊：2015 年 6 月 11 日。范某，25 岁。因"未避孕未孕半年，要求助生二胎"就诊。

患者既往月经尚规则，周期 29～30 天，经期 6 天，量中等，色红，夹血块，无痛经，无腰酸，无乳胀。带下正常。纳寐可，二便调。生育史：1-0-0-1，顺产 1 次。妇科检查：外阴无殊，阴道通畅，分泌物量中等、色白、无异味；宫颈轻度柱状上皮外移，宫体前位、质地中等、正常大小、活动、无压痛；左侧附件压痛，右侧无压痛。2015 年 6 月 5 日输卵管造影：双侧输卵管远端阻塞伴积水，扩张。2015 年 6 月 10 日 B 超：子宫内膜厚度 7mm，双侧输卵管积水可能，左侧最宽内径 13mm，右侧 16mm。舌淡红，苔薄白，脉细。

西医诊断：两侧输卵管积水。

治法：清热利湿，活血逐瘀。

处方：①三七红藤汤（自拟方）加神曲。三七4g，大血藤30g，莪术12g，三棱12g，皂角刺15g，制乳香4g，制没药4g，水蛭10g，蒲公英20g，败酱草20g，丹参15g，石见穿30g，路路通12g，神曲10g，7剂，水煎服。②配合活血化瘀灌肠液（自拟方），每日50mL保留灌肠；物理微波治疗。

二诊：2015年6月18日。症如上，舌脉如上。

处方：①积水汤（自拟方）。穿山甲6g，地鳖虫10g，泽兰10g，炒王不留行30g，水蛭9g，大腹皮20g，益母草30g，制大黄9g，琥珀5g，乌药9g，7剂，水煎服。②配合活血化瘀灌肠液，每日50mL保留灌肠；物理微波治疗。

三诊：2015年6月25日。月经6月25日来潮，舌脉如上。

处方：当归芍药散加味（自拟方）。当归9g，川芎9g，炒白芍10g，茯苓10g，泽泻10g，炒白术10g，柴胡10g，枳壳10g，大血藤20g，蒲公英15g，白花蛇舌草30g，延胡索10g，7剂，水煎服。

四诊：2015年7月2日。经水已净，舌脉如上。

处方：①通水汤（自拟方）。葶苈子15g，威灵仙20g，大血藤30g，水蛭9g，制大黄9g，藁本15g，皂角刺30g，三棱15g，莪术15g，地龙10g，泽兰20g，7剂，水煎服。②配合活血化瘀灌肠液，每日50mL保留灌肠；物理微波治疗。

五诊：2015年7月9日。症如上，舌脉如上。

处方：①积水汤（自拟方）。穿山甲6g，地鳖虫10g，泽兰10g，王不留行30g，水蛭9g，大腹皮20g，益母草30g，制大黄9g，琥珀吞服5g，乌药9g，7剂，水煎服。②配合活血化瘀灌肠液每日50mL保留灌肠及物理微波治疗。

六诊：2015年7月16日。病史同前，无不适，舌脉如上。

处方：通水汤（葶苈子15g，威灵仙20g，大血藤30g，水蛭9g，制大黄9g，藁本15g，皂角刺30g，三棱15g，莪术15g，地龙10g，泽兰20g），7剂。

配合活血化瘀灌肠液每日50mL保留灌肠及物理微波治疗。

七诊：2015年7月23日。经期将近，舌脉如上。

处方：积水汤，7剂，水煎服。当归芍药散加味，6剂，水煎服。先后服用。

八诊：2015年8月5日。病史同前，月经7月25日来潮，量、色、质如前。B超检查：子宫内膜厚度3mm，双侧卵巢可见小卵泡，最大9mm×7mm，输卵管积水消失。

处方：①中药守6月11日方，7剂，水煎服。②配合活血化瘀灌肠液，每日50mL保留灌肠；物理微波治疗。

按语：医案中使用的三七红藤汤、当归芍药散加味都是活血与清热方法结合的方剂，而积水汤、通水汤则在上述的基础上加用了利水的方法，二者相得益彰。

○ 保留灌肠治疗输卵管积水案

初诊：2013年5月15日。揭某，34岁。2010年前，因"左侧输卵管妊娠"行保守治疗，2012年再次因"左侧输卵管妊娠"行"腹腔镜下左侧输卵管开窗取胚术"。术后输卵管造影显示：两侧输卵管伞端扩张积水，左侧尤甚。现无不适，纳可，寐浅，二便调畅。平素月经规律，周期28～32天，经期4天。月经4月28日来潮，经量中等，经色暗，无痛经，无血块；白带量中，白色无异味。生育史：0-0-3-0（自然流产1次，异位妊娠2次）。既往史：梅毒。妇科查检：外阴无殊，阴道通畅，分泌物量少、色白、质稠；宫颈光滑，宫体后位、正常大小、质地中等、活动、轻压痛；左侧附件无压痛，右侧附件轻压痛。舌淡红，苔薄白，脉细。

西医诊断：两侧输卵管积水。

治法：活血化瘀，行气利水。

处方：①积水汤（自拟方）。穿山甲6g，地鳖虫10g，泽兰10g，王不留行30g，水蛭9g，大腹皮20g，益母草30g，制大黄9g，琥珀吞服5g，乌药9g，14剂，水煎服。②活血化瘀灌肠液（自拟方），每次50mL保留灌肠，每日1次。

二诊：2013年6月4日。月经2013年5月29日来潮。服药后，阴道排液量多。B超检查显示左侧卵巢边缘囊肿17mm×14mm，子宫未见异常，子宫内膜厚度4mm。舌脉如上。

处方：①中药守上方，14剂，水煎服。②活血化瘀灌肠液，每次50mL保留灌肠，每日 1 次。

三诊：2013 年 6 月 25 日。B 超检查：子宫内膜厚度 10mm，左卵巢旁囊肿 16mm×14mm，无输卵管积水。

处方：①当归芍药散加味（自拟方）。当归 9g，川芎 9g，炒白芍 10g，茯苓 10g，泽泻 10g，炒白术 10g，柴胡 10g，枳壳 10g，大血藤 20g，蒲公英 15g，白花蛇舌草 10g，延胡索 10g，14 剂，水煎服。②活血化瘀灌肠液，每次 50mL 保留灌肠，每日 1 次。

四诊：2013 年 11 月 5 日。B 超检查：两侧输卵管积水已经消失。

按语：输卵管积水的治疗，大都需要采用活血化瘀、行气利水的方法，可以取得较好的疗效。

○ 保留灌肠治疗输卵管积脓会诊案

初诊：2015 年 8 月 18 日。夏某，28 岁。因"反复腹痛 20 余天"就诊。

患者自 2012 年置环后，月经欠规则，周期 24～25 天，经期 10 天。2015 年 7 月 25 日因"腹痛"诊断为"急性盆腔炎"，于某医院住院治疗。2015 年 8 月 4 日 B 超检查：宫腔少许分离积液，双侧卵巢旁囊肿，左侧 36mm×73mm×49mm，右侧 14mm×29mm×15mm，提示输卵管积脓可能。予抗炎治疗 15 天后好转出院。此后反复腹痛 20 余天就诊，今 B 超检查子宫内膜厚度 6mm，宫腔内节育环位置正常，左侧卵巢囊肿 33mm×27mm，右侧卵巢旁混合回声包块 32mm×10mm×25mm，右侧输卵管积水可能（输卵管管径约 10mm）。月经 7 月 26 日来潮，量时多时少，色红，偶有血块；无痛经，经前乳胀，偶有腰酸，带下无殊。生育史：1-0-3-1，1 次无痛人流，2 次药流，现已放置节育环。妇科检查：外阴无殊，阴道通畅，分泌物量中；宫颈轻度柱状上皮外移，宫体后位、质地中等、正常大小、活动、无压痛；双侧附件无压痛。舌淡红，苔薄白，脉细。

西医诊断：输卵管积脓。中医诊断：腹痛（湿热积滞）。

治法：清热解毒，消痈排脓。

处方：仙方活命饮加减。金银花 15g，白芷 10g，浙贝母 10g，防风 10g，赤芍 10g，当归 6g，生甘草 6g，皂角刺 12g，天花粉 10g，制乳香 5g，制没药 5g，陈皮 9g，三棱 12g，莪术 12g，7 剂，水煎服。

二诊：2015 年 8 月 26 日。月经 8 月 22 日来潮，未净，腹痛消失，舌脉如上。

处方：当归芍药散加味（自拟方）。当归 9g，川芎 9g，炒白芍 10g，茯苓 10g，泽泻 10g，炒白术 10g，柴胡 10g，枳壳 10g，大血藤 20g，蒲公英 15g，白花蛇舌草 10g，延胡索 10g，7 剂，水煎服。

三诊：2015 年 9 月 11 日。症如上，舌脉如上。

处方：仙方活命饮，7 剂。每日 1 剂，分煎 2 次中药内服，第 3 次煎剂保留灌肠。

四诊：2015 年 9 月 23 日。月经 9 月 17 日来潮，已净。B 超检查：子宫内膜厚度 3mm，节育环存在；左侧卵巢 21mm×15mm 混合回声包块，边界欠清。彩色多普勒血流显像：周边可见血流信号，提示输卵管积脓消失。舌脉如上。

处方：仙方活命饮，14 剂。每日 1 剂，分煎 2 次内服，第 3 次煎剂保留灌肠。

按语：输卵管积水或者输卵管积脓的治疗，配合保留灌肠是捷径。既可以使用专门的灌肠液保留灌肠，也可以使用对证的口服药物保留灌肠。

3.盆腔结缔组织炎

盆腔结缔组织是腹膜外的组织，位于盆腔腹膜的后方、子宫两侧及膀胱前间隙处，这些部位的结缔组织间并无明显的界限。当这些组织发炎时，称为盆腔结缔组织炎。

○ 保留灌肠治疗盆腔结缔组织炎案

初诊：2001 年 3 月 19 日。何某，23 岁，未婚。月经周期规律，经量中等，色紫有块，7 天净；经行腰痛如折，伴有下腹疼痛已有 4 年，手足冰冷；带下量中，色白。B 超检查提示子宫三径为 3.8cm×3.0cm×3.8cm。肛诊检查：子宫小，两侧子宫骶骨韧带触痛。舌淡红，苔薄白，脉细。

西医诊断：①盆腔结缔组织炎；②子宫发育不良。中医诊断：①经行腰痛；②腹痛（瘀热肾虚）。

治法：清热化瘀，佐以益肾。

处方：①仙方活命饮加减。忍冬藤20g，防风10g，白芷10g，当归6g，陈皮8g，白芍10g，生甘草6g，天花粉10g，延胡索10g，制乳香5g，制没药5g，皂角刺12g，大血藤15g，续断12g，淫羊藿12g，25剂，水煎服。②活血化瘀灌肠液50mL加胎盘组织液4mL保留灌肠，每日1次，连用25天。

月经4月15日来潮，腰腹疼痛已经消失，再用上方巩固疗效，连续随访半年，未再发作。

按语：由于盆腔结缔组织的分布部位在人体的后方，双合诊检查时往往漏诊，通过三合诊检查，可以得到明确的诊断。盆腔结缔组织炎可以选用治疗慢性盆腔炎性疾病后遗症的仙方活命饮清热活血，再配伍益肾药物续断、野荞麦根；保留灌肠是不可缺少的治疗措施，加入胎盘组织液，可以提高疗效。

○ 保留灌肠治疗盆腔结缔组织炎10年案

初诊：2014年11月17日。周某，34岁。因"反复腰腹疼痛伴带下增多10年"就诊。

平素月经规则，周期30天，经期4～5天。末次月经11月7日来潮，量色如常，偶有血块；无痛经，经期乳胀。近10余年自觉腰痛如折，伴有两侧少腹疼痛。带下量多，色黄，无异味。寐纳可，二便调。生育史：1-0-3-1，人流3次，已放置宫内节育环。妇科检查：外阴无殊，阴道通畅，分泌物量多；宫颈光滑，宫体后位、质地中等、正常大小、活动、无压痛；两侧附件无压痛。三合诊两侧子宫骶骨韧带触痛明显。舌淡红，苔薄白，脉细。

西医诊断：盆腔结缔组织炎。中医诊断：①腰痛；②腹痛（瘀热肾虚）。

治法：活血通下，益肾清热。

处方：①桃核承气汤加味。桃仁10g，制大黄9g，桂枝6g，玄明粉（冲）6g，甘草6g，蒲公英15g，大血藤20g，败酱草15g，延胡索10g，野荞麦根20g，续断10g，7剂，水煎服。②活血化瘀灌肠液，每次50mL保留灌肠，每日1次。

二诊：2014年11月26日。腰痛已除，舌脉如上。

处方：中药守上方，7剂，水煎服。

按语：盆腔结缔组织炎的临床辨证大多属于下焦瘀热。病程日久者，根据中医久病及肾的理论，往往需要兼行补肾虚。故该病的治疗原则，通常是活血、清热、通下、补肾，攻补兼施。使用通下法，其一是兼能起到协助活血清热的目的，其二是引诸药直达病所。

4.异位妊娠、包块型

异位妊娠通常被称为"宫外孕"。异位妊娠、包块型是指受精卵在子宫腔以外部位着床并发育形成的包块。

○ 敷法治疗异位妊娠、包块型案（一）

初诊：2008年1月14日。罗某，25岁。月经2007年11月6日来潮，1周净。12月4日阴道出血伴腹痛，12月18日尿妊娠试验阳性，B超检查发现左侧输卵管异位妊娠。经过住院保守治疗。1月4日出院，血HCG < 1.2mU/mL；B超检查左侧附件可见一个混合性包块，大小约49mm×32mm×43mm。舌红，苔薄白，脉细。

西医诊断：异位妊娠、包块型。中医诊断：癥瘕（瘀热阻结）。

治法：活血清热。

处方：双柏散。侧柏叶60g，大黄60g，黄柏30g，薄荷30g，泽兰30g，5剂。每日1剂，上药研末，热水调和，纱布包，局部热敷15分钟，每日2次。

二诊：2008年3月25日。B超复查，异位妊娠包块已经消失。

按语：《中医伤科学讲义》中治疗跌打扭伤，筋肉肿痛发红和各期阑尾炎出现包块的药物，名为双柏散。有人将该方用于治疗陈旧性宫外孕，取得成功。

○ 敷法治疗异位妊娠、包块型案（二）

初诊：2021 年 9 月 18 日。黄某，29 岁。8 月 30 日至今阴道不规则出血，色鲜，夹血块，半张卫生巾量。9 月 5 日开始出现腹痛，9 月 6 日诊断为异位妊娠。查血 HCG 570U/L，予米非司酮片 50mg，每日 2 次，口服；甲氨蝶呤针 150mg，肌内注射，杀胚治疗。9 月 16 日查血 HCG 461U/L。B 超检查：左侧附件包块约 29mm×30mm×27mm，左侧输卵管轻度积水，盆腔积血。舌淡红，苔薄白，脉细。

西医诊断：异位妊娠、包块型。中医诊断：癥瘕（瘀热阻结）。

治疗：清热解毒，杀胚消癥。

处方：异位降血汤（自拟方）。凤尾草 20g，白花蛇舌草 20g，莪术 15g，紫草 20g，赤芍 10g，露蜂房 20g，天花粉 30g，三棱 15g，生牡蛎 30g，半枝莲 20g，蛇莓 30g，海藻 20g，蜈蚣 4 条，7 剂，水煎服。

二诊：2021 年 10 月 4 日。阴道点滴出血未净，左下腹偶有抽痛感。胃纳可，夜寐安，大便硬、二日一解。9 月 24 日 B 超检查：左附件包块大小 32mm×28mm×26mm，盆腔积血深 19mm。10 月 1 日血 HCG 79.7U/L。舌脉如上。守上方，7 剂，水煎服。

三诊：2021 年 10 月 19 日。无阴道出血，无腹痛。10 月 12 日 HCG 0.58U/L。10 月 16 日 B 超检查：子宫内膜厚度 20mm，左附件包块大小 50mm×29mm×31mm，盆腔积液 40mm。舌脉如上。

处方：消癥汤（自拟方）。石见穿 15g，白花蛇舌草 15g，皂角刺 15g，制没药 4g，制乳香 4g，生牡蛎 30g，海藻 30g，半枝莲 15g，莪术 10g，三棱 10g，橘核 10g，荔枝核 10g，7 剂，水煎服。

嘱腹痛剧烈，立即就诊。

四诊：2021 年 10 月 20 日。无不适，舌脉如上。

处方：生侧柏叶60g，大黄60g，黄柏30g，薄荷30g，泽兰30g，3剂。每日1剂，上药研末，纱布包，热敷局部，每日2次。

五诊：2021年10月28日。今阴道少许出血、褐色，小腹隐痛。大便干结如羊屎，每日一解，量少。咽痛2天，今自觉咽中有痰。10月28日B超检查：子宫内膜厚度14mm，子宫三径之和17mm，左侧附件包块大小31mm×15mm×13mm。舌脉如上。

处方：消癥汤，7剂，水煎服。

嘱经多停服。

六诊：2021年11月6日。月经10月30日来潮，经量中等，3天净。大便二日一解，质地中等。11月6日B超检查：子宫内膜厚度4mm，左附件区包块大小22mm×12mm×13mm，盆腔积液13mm。舌脉如上。

处方：①中药守上方，7剂，水煎服。②桂枝茯苓丸，一次1丸，一日2次。

七诊：2021年11月13日。异位妊娠保守治疗50余天。11月13日B超检查：子宫内膜厚度13mm，两侧卵巢显示清晰，大小正常；左侧附件区见迂曲的管状暗带，最宽内径约20mm。提示输卵管积水。舌脉如上。

处方：积水汤。䗪虫10g，泽兰10g，水蛭9g，大腹皮20g，益母草30g，乌药9g，琥珀5g，制大黄9g，王不留行30g，7剂。

按语：异位妊娠、包块型的治疗，首先是控制血HCG，使其快速下降。一旦血HCG下降过缓，便要采取针对性的治疗措施。我创制的异位降血汤旨在促使血HCG下降，然后再以双柏散外用，活血化瘀方剂内服，达到治愈的目的。

5.卵巢囊肿

卵巢囊肿指卵巢内或其表面形成的液体或固态填充的囊状结构，是一种常见妇科疾病。大多数的卵巢囊肿是由月经周期造成的，称之为功能性卵巢囊肿，可以自行消失；非功能性卵巢囊肿，包括滤泡囊肿、黄体囊肿和皮样囊肿等。

○ 保留灌肠治疗卵巢囊肿案

初诊：吴某，30岁。行左侧卵巢切除及右侧卵巢肿瘤剜除术后1.5年（术后病理报告均为皮样囊肿）。近来自觉右侧少腹发胀，腰坠。B超检查发现右侧附件有一53mm×85mm大小囊性暗区。平时经量多，半月净。妇科检查提示右卵巢囊肿，慢性盆腔炎。舌淡红，苔薄白，脉细。

中医诊断：癥瘕（瘀热痰结）。

治法：清热活血，化痰散结。

处方：消癥汤（自拟方）加味。半枝莲15g，白花蛇舌草15g，夏枯草15g，皂角刺12g，牡蛎30g，海藻20g，三棱10g，莪术10g，荔枝核12g，橘核12g，石见穿30g，制乳香4g，制没药4g，蛇莓15g，夏枯草12g，3剂。每日1剂，水煎后分2次口服，第3次煎后保留灌肠。

二诊：经行量少，色暗红，无腹痛。舌淡红，苔薄白，脉细。

治法：活血散瘀。

处方：桂枝茯苓丸加味。桂枝6g，茯苓10g，炒白芍10g，牡丹皮9g，桃仁10g，白花蛇舌草15g，蒲公英20g，大血藤20g，败酱草15g，延胡索10g，大腹皮10g，血竭5g，8剂。水煎后分2次口服，第3次煎后保留灌肠。

三诊：右少腹微胀，舌脉如上。

处方：中药守上方，加荔枝核10g，橘核10g，10剂。每日1剂，水煎后分2次口服，第3次煎后保留灌肠。

四诊：经行量中等，舌脉如上。

治法：清热活血，化痰散结。

处方：消癥汤加减，3剂，用法同上。

经净后B超复查：右侧卵巢囊肿已消失。

按语：卵巢囊肿属于中医癥瘕的范畴，治疗通常采用清热活血、化痰散结的方法。口服药物的同时，将其煎剂保留灌肠，不失为一种相得益彰的治疗方法。

6.卵巢子宫内膜异位囊肿

卵巢子宫内膜异位囊肿是子宫内膜异位症的一种病变，是指子宫内膜种植在卵巢表面或盆腔其他部位而形成的异位囊肿。

○ 保留灌肠治疗卵巢子宫内膜异位囊肿 2 年案

初诊：1999 年 8 月 30 日。孙某，28 岁。下腹疼痛，肛门下坠感 2 年。平时白带不多；月经量多，有血块，4 天净。放置宫内节育环。B 超检查提示子宫后位，宫体 5.3cm×4.5cm×5.3cm，内部光点细匀；宫内见节育环强回声，宫底见 0.6cm×0.6cm 囊性暗区，囊壁光滑、规则。左侧卵巢见有 4.3cm×3.3cm×4.5cm 和 2.6cm×2.6cm×2.3cm 囊性暗区，囊壁规则，毛糙，前者内见光点及条索状回声增强光带；右附件无殊。妇科检查：外阴无殊，阴道通畅；宫颈重度柱状上皮外移，宫体后位、正常大小、质地中等、压痛；左附件可及一直径 6cm 大小的囊性肿块、压痛，右侧附件无殊。三合诊，两侧子宫骶骨韧带触痛。舌淡红，苔薄白，脉细。

西医诊断：①左侧卵巢内膜囊肿；②慢性盆腔炎性疾病后遗症；③子宫肌层囊肿。

中医诊断：腹痛，癥瘕（瘀热痰结）。

治法：清热活血，化痰散结。

处方：①消癥汤（自拟方）加味。半枝莲 15g，白花蛇舌草 15g，夏枯草 15g，皂角刺 12g，牡蛎 30g，海藻 20g，三棱 10g，莪术 10g，荔枝核 12g，橘核 12g，石见穿 30g，制乳香 4g，制没药 4g，山楂 15g，鸡内金 6g，3 剂，水煎服。②桂枝茯苓丸，每次 3 粒，每日 3 次，吞服。③活血化瘀灌肠液，每次 50mL 保留灌肠，每日 1 次。

二诊：1999 年 9 月 7 日。下腹疼痛消失，肛门下坠，舌脉如上。

处方：①中药守上方，加生黄芪 15g，升麻 6g，5 剂，水煎服。②桂枝茯苓丸，每次 3 粒，每日 3 次，吞服。③活血化瘀灌肠液，每次 50mL 保留灌肠，每日 1 次。

此后大便溏软时，加神曲 10g，山楂 12g；大便秘结时，加虎杖 15g，改桂枝茯苓丸为大黄䗪虫丸。先后服用 30 剂。

续诊：1999 年 11 月 17 日。肛门下坠感消失，B 超复查仅发现左侧卵巢有一 1.8cm×1.5cm 囊性暗区，囊壁光滑，规则。

处方：中药守上方加减续进 50 剂，同时口服桂枝茯苓丸合中药保留灌肠，以巩固疗效。

按语：卵巢子宫内膜异位囊肿的治疗是十分困难的。激素治疗用日长久，不良反应大；手术治疗也难以根除，容易引起盆腔粘连和子宫内膜囊肿的复发。该病除了引起痛经之外，常导致不孕。中医药的内外结合治疗，为该病开辟了一条新的思路。

○ 保留灌肠治疗卵巢子宫内膜异位囊肿案

初诊：2004 年 8 月 6 日。石某，31 岁。右侧卵巢内膜囊肿剥除术后加服息隐片 2.5 个月，术后停经 4 个月未转。8 月 5 日 B 超检查，发现左侧卵巢内膜囊肿大小为 41mm×45mm×60mm。以往月经周期常提前，经量多，夹块，痛经较剧，伴大便溏频。现带下黄水样有异味。生育史：1-0-0-1，放置宫内节育器。妇科检查：外阴无殊，阴道通畅；宫颈中度柱状上皮外移，宫体后位、正常大小、质地中等、压痛、后穹隆触及痛性节结；左附件触及一直径 5cm 大小的囊性肿块、压痛，右侧附件无殊。舌淡红，苔薄白，脉细。

西医诊断：①左侧卵巢内膜异位囊肿；②慢性盆腔炎性疾病后遗症。中医诊断：①痛经；②癥瘕（瘀热痰结）。

（1）非月经期间治法：清热活血，化痰散结。

处方：①消癥汤（自拟方）加味。半枝莲 30g，白花蛇舌草 30g，三棱 15g，莪术 15g，制没药 4g，制乳香 4g，橘核 15g，荔枝核 15g，皂角刺 30g，石见穿 30g，牡蛎 30g，海藻 30g，蒲公英 15g，大血藤 20g，败酱草 15g，14 剂，水煎服。②活血化瘀灌肠液，每次 50mL 保留灌肠，每日 1 次。③大黄䗪虫丸，每次 3g，每日 3 次；

或桂枝茯苓丸，每次3粒，每日3次，吞服。

（2）月经期间治法：疏肝调气，清理湿热。

处方：四逆清带汤（自拟方）。柴胡10g，白芍10g，枳壳10g，败酱草10g，大血藤15g，椿根皮15g，半枝莲15g，土茯苓15g，蒲公英15g，大蓟15g，小蓟15g，萆薢15g，生甘草6g，12剂，水煎服。

二诊：2004年9月11日。月经9月3日来潮，8天净，伴痛经。B超复查：左侧卵巢内见39mm×30mm×41mm囊性肿块，囊壁规则、厚、毛糙，内见25mm×18mm的不规则斑块。舌脉如上。

（1）非月经期间治法：清热解毒，活血散结。

处方：①消癥汤（自拟方）加味。半枝莲30g，白花蛇舌草30g，三棱15g，莪术15g，制没药4g，制乳香4g，橘核15g，荔枝核15g，皂角刺30g，石见穿30g，牡蛎30g，海藻30g，蛇莓20g，夏枯草15g，35剂，水煎服。②活血化瘀灌肠液，每次50mL保留灌肠，每日1次，连用25天。

（2）月经期间治法：疏肝调气，清理湿热。

处方：四逆清带汤（自拟方）。柴胡10g，白芍10g，枳壳10g，败酱草10g，大血藤15g，椿根皮15g，半枝莲15g，土茯苓15g，蒲公英15g，大蓟15g，小蓟15g，萆薢15g，生甘草6g，14剂，水煎服。

三诊：2004年11月1日。月经10月24日来潮，经水已净。B超复查：左侧卵巢内见囊性暗区19mm×18mm，囊壁规则、毛糙、内充满密集小光点。舌脉如上。

处方：半枝莲30g，白花蛇舌草30g，三棱15g，莪术15g，制没药4g，制乳香4g，橘核15g，荔枝核15g，皂角刺30g，石见穿30g，牡蛎30g，海藻30g，7剂，水煎服。

按语：卵巢子宫内膜囊肿常伴发慢性盆腔炎性疾病后遗症，使治疗变得更为复杂。针对这种情况，需要采取经期与非经期的不同用药对策，随机应变，提高疗效。

六

·

妊娠病

1. 妊娠恶阻

妊娠恶阻指以妊娠期出现恶心呕吐，厌食，甚至食入即吐为主要表现的疾病。

○ 保留灌肠治疗妊娠胃痛剧吐半月会诊案

会诊一：邹某，24 岁。结婚 4 年，分别 2 次因妊娠胃脘剧烈疼痛，呕吐明显而终止妊娠。第 3 次妊娠 3 个月时，又出现胃痛剧吐，采用支持疗法后病情好转；妊娠 4 个月时，发现过期流产而终止妊娠。胃镜检查提示慢性浅表性胃炎，但非妊娠期间患者并无胃痛呕吐现象。刻诊：妊娠 55 天，恶阻半月入院，晨起尤甚，胃脘烧灼疼痛，喜按，吐出胃内容物，纳欠；每日吃二三两米饭，神情倦怠，人体消瘦，体重仅 50kg。予以中西医结合治疗无效，症状逐渐加重，精神益差，日夜难寐，呻吟不断。邀余会诊。患者神疲，面色无华，呻吟不停，手按胃脘则稍舒服，蜷缩在床，吐涎不止，小便黄，大便不解，唇干。舌红，苔薄黄，脉细。

处方：先用小建中汤合乌贝散加九香虫 10g，佛手柑 12g，3 剂。

会诊二：治疗未效，皮肤、巩膜轻度黄染，并开始吐淡红色液体，痰涎较多。肝功能检查：谷丙转氨酶、总胆红素均有升高，予以插胃管鼻饲，症状无改善，自行拔出胃管。形体更加消瘦，体重下降至 41kg。患者食即呕吐，胃脘疼痛，烧灼泛酸。舌脉如上。

处方：①改用乌贝散（海螵蛸：川贝为 30 ：6）20g 和米糊吞服，以保胃。②茵陈蒿汤加五味子（茵陈 12g，炒栀子 10g，炙大黄 5g，五味子 10g）煎后保留灌肠，以护肝。

翌日胃脘疼痛、泛酸明显缓减，痰涎减少。经过调理，症状基本消失。胃纳可，能进米饭，二便正常，肝功能恢复正常。

按语：妊娠剧吐可以导致电解质紊乱，肝功能损伤，甚至胎儿不保的严重后果。由于患者剧烈呕吐，难以接受中药汤剂的口服治疗，所以只能改用散剂内服和保留灌肠的方法治疗，乌贝散用以保胃，茵陈蒿汤加五味子用以保肝，达到殊途同归的满意疗效。

○ 保留灌肠治疗妊娠恶阻 1 个月会诊案

曾某，30 岁。2018 年 10 月 23 日因"停经 12 周，恶心呕吐 1 个月余"入院。

患者孕后 2 个月出现恶心呕吐，吐出物为胃内容物，每日 6 ～ 7 次，曾先后 2 次于外院住院治疗，予以"补液、补钾、黄体酮针及中药等"对症治疗，症状时有反复，转至我院就诊。入院时，每日呕吐 2 ～ 3 次，呕吐物为胃内容物，食入即吐，呕吐酸水。舌淡红，苔薄黄，脉弦滑。2018 年 10 月 22 日外院检查：谷丙转氨酶 69U/L，谷草转氨酶 44U/L，谷氨酰转肽酶 17U/L，碱性磷酸酶 56U/L，总胆红素 16.7 μmol/L，直接胆红素 9.8 μmol/L，总蛋白 57.5g/L，白蛋白 32.1g/L。总胆汁酸 3.4 μmol/L。2018 年 10 月 22 日外院尿常规检查：尿酮体（4+）。现患者饮入即吐，每日呕吐 3 ～ 5 次，呕吐胃内容物及酸水，口干欲饮，口中苦涩，胃中隐痛，饥不敢食，常觉咽部有痰，无嗳气。曾予补液（每日 3000mL）。中药连苏饮合乌贝散：海螵蛸 20g，枇杷叶 9g，紫苏梗 10g，竹茹 9g，芦根 15g，浙贝母 10g，瓦楞子

20g，砂仁5g，黄连3g，5剂。煎用方法：每日1剂，水煎2次，两汁混合，共取汁300mL，浓缩成150mL，保留灌肠等治疗，无好转。2018年10月22日辅助检查：谷丙转氨酶69U/L，谷草转氨酶44U/L，谷氨酰转肽酶17U/L，碱性磷酸酶56U/L，总胆红素16.7μmol/L，直接胆红素9.8μmol/L，总蛋白57.5g/L，白蛋白32.1g/L。2018年10月22日B超检查：宫腔内见胎儿回声，头臀长46mm，见胎动胎心。结论：宫内早孕，单胎，存活。2018年10月29日尿常规检查：尿酮体（4+），红细胞24/μL。血气分析：pH值7.41，二氧化碳分压28.1mmHg，氧分压93.0mmHg，血浆碱剩余−6.17mmol/L，血钾3.5mmol/L，血钠129.3mmol/L，血氯100.9mmol/L，血钙1.00mmol/L。

会诊一：2018年10月29日。病史如上。舌略红，苔微黄，脉细滑。

中医诊断：妊娠恶阻（寒热兼杂）。

治法：温清并进，和胃降逆。

处方：半夏泻心汤加减。半夏9g，炒黄芩5g，干姜5g，党参15g，炙甘草6g，黄连3g，制大黄5g，代赭石30g，3剂。浓煎，少量频饮。

会诊二：2018年11月2日。恶阻好转，呕吐次数减少，昨起未呕吐。舌淡红，苔薄白，脉细滑。

处方：中药守上方，代赭石加至45g，3剂，浓煎少量频饮。

会诊三：2018年11月5日。进药后，恶阻仍存，但较前缓解，呕吐次数减少，呕吐胃内容物后呕吐痰饮，无呕吐酸水，今停补液1000mL。2018年11月5日肝功能检查：谷丙转氨酶52U/L，谷草转氨酶38U/L；尿酮体（4+）。舌脉如上。

处方：中药守上方，加菊花10g，钩藤12g，3剂。浓煎保留灌肠（因口服后吐出药液）。

会诊四：2018年11月9日。呕吐消失，咽痛，可少许进食白粥。舌脉如上。

处方：中药守上方，加桔梗5g，4剂，浓煎保留灌肠。

会诊五：2018年11月13日。呕吐消失，可以少量进食，口干。舌淡红，苔薄白，脉细。

处方：中药守上方，去桔梗，加芦根 12g，6 剂，浓煎少量频饮。

会诊六：2018 年 11 月 19 日。已停所有输液 4 天，闻异味时感恶心，无明显呕吐。2018 年 11 月 15 日测尿酮体阴性。2018 年 11 月 19 日肝功能检查：谷丙转氨酶 36U/L，谷草转氨酶 21U/L。今日出院。舌淡红，苔薄白，脉细滑。

处方：中药守上方，加苏梗 15g，7 剂，浓煎少量频饮。

按语：针对妊娠恶阻，辨证论治的方剂在必要的时候——服药之后呕吐加重者，可以改为保留灌肠的方式给药，这样既避免了药物引起的呕吐，又达到了治病的目的。

○ 敷脐治疗妊娠恶阻半月会诊案

郑某，26 岁。因"停经 38 天，腰酸半天"入院。8 月 29 日开始出现恶心呕吐，持续加重未曾缓解，反复腰酸，伴阴道出血。现已连续禁食数日，唯靠大量输液维持。面色少华，精神倦怠。2018 年 9 月 3 日辅助检查：绒毛膜促性腺激素 113245mU/mL，雌二醇 > 11010pmol/L，孕酮 176.6nmol/L；钾 3.2mmol/L，钠 133mmol/L，氯 96mmol/L；尿常规：尿葡萄糖（2+），尿比密 1.032，尿蛋白（+），尿胆原（2+），尿酮体（4+），红细胞 23/μL，白细胞镜检 6/HP。

会诊一：2018 年 9 月 10 日。停经 8 周，恶心呕吐剧烈，粒米不下，呕吐胃液、胆汁、血液，胃脘空冷，无胃痛，胃脘饱馁，口微苦。现已禁食 1 周，靠补液维持，尿酮体（4+），阴道少许出血、色红，腰酸胀，无酸痛。舌淡红，苔薄白，脉细滑。

中医诊断：妊娠恶阻（胃寒肝热）。

治法：温中健脾，清肝和胃。

处方：吴茱萸 5g，党参 15g，半夏 15g，黄连 5g，苏叶 10g，丁香 2g（以上为颗粒剂），生姜汁适量，3 剂。每日 1 剂，用生姜汁调和上述药物，敷脐。

会诊二：2018 年 9 月 13 日。呕吐次数略减，尿酮体（3+），口苦除，舌脉如上。

处方：①中药守上方，加生大黄 5g，4 剂。每日 1 剂，用生姜汁调和上述药物，敷脐。②乌梅 15g，白糖一匙，水煎频服。

会诊三：2018 年 9 月 17 日。呕吐次数续减，开始进食。舌淡红，苔薄白，脉细滑。

处方：中药守上方，4 剂。每日 1 剂，用生姜汁调和上述药物，敷脐。②乌梅 15g，白糖一匙，水煎频服。

会诊四：2018 年 9 月 21 日。偶有呕吐，可进食粥糜，大便日解 1 次、成形。面色转红，精神明显好转。舌淡红，苔薄白，脉细滑。

处方：中药守上方，5 剂。每日 1 剂，用生姜汁调和上述药物，敷脐。

按语：对于无法进食、呕吐剧烈的患者，避开传统的口服中药方法，改用敷脐疗法，开辟了一个崭新的用药途径，非常受患者的欢迎，而且疗效很好，因而是一个值得推广的新方法。

○ 敷脐法治疗妊娠终日吐口水会诊案

陈某，32 岁。因"孕 12$^+$ 周，全天吐口水"要求会诊。

会诊一：2021 年 1 月 28 日。现病史：患者 2020 年 12 月 3 日～2021 年 1 月 8 日因阴道出血住院，予以保守治疗。现无阴道出血，无腹痛，轻微腰酸，但全天口水多，晨起自觉咽中有痰，难咳，干呕，口酸，纳欠，腹胀，无反酸嗳气，大便 1～2 日解 1 次、稍软，寐浅短，醒后难以入睡。舌淡红，苔薄白，脉细滑。

中医诊断：妊娠恶阻（脾胃寒湿）。

治法：温脾摄涎，降逆止呕。

处方：①益智仁 12g，半夏 12g，川椒 3g，藿香 9g，佩兰 9g，砂仁（杵冲）5g，4 剂，水煎服。②益智仁 10g，半夏 10g，4 剂。选用颗粒剂，研细后用生姜汁调匀，敷脐。

会诊二：2021 年 2 月 2 日。今日下午开始不吐口水，胃纳稍增，寐好转，小便清长，饮水稍增；口水减少，夜晚较多，泡沫样，口酸、干呕除；晨起有痰，大便日解 1 次、质软。舌脉如上。

处方：①益智仁 12g，半夏 12g，川椒 3g，藿香 9g，佩兰 9g，砂仁（杵冲）5g，干姜 3g，4 剂，水煎服。②敷脐药物、方法同上。

会诊三：2021 年 4 月 8 日。下午已不吐口水，晚上吐口水，舌脉如上。

处方：中药守上方。益智仁 12g，半夏 12g，川椒 3g，藿香 9g，佩兰 9g，砂仁（杵冲）5g，干姜 3g，紫苏 6g，4 剂，水煎服。②敷脐药物、方法同上。

按语：《本草纲目》记载，益智仁治"人多唾"，《本草备要》（收录于《汪昂医学全书》）称益智仁"摄涎唾"。然用治妊娠恶阻吐口水而施敷脐之法，诸本草或医案中未曾见到。至于半夏之用，则无须赘言。

○ 敷脐法治疗妊娠恶阻 2 个月案

初诊：2021 年 1 月 23 日。叶某，28 岁。因"孕 13^{+6} 周，恶心呕吐 2 个月余，咳嗽半月余"就诊。

患者末次月经 2020 年 10 月 18 日来潮。两月前开始呕吐，吐酸水胆汁，无法进食，曾在某医院住院治疗。住院期间症状好转，出院后又开始呕吐。现食入即吐，一天呕吐 6～7 次，勉强可吃下几颗葡萄。平素口水多，嗳气，口渴，口微苦，已干咳半个月。目前服用维生素 B$_6$ 片。大便 3～4 天一行。生育史：0-0-0-0。2021 年 1 月 12 日 B 超检查：胎儿颈背透明层厚度（NT）1.4mm，胎膜与肌壁间液性暗区，8mm×8mm×16mm，其余未见异常。2021 年 1 月 13 日检查尿酮体（3+）。2021 年 1 月 13 日：25- 羟基维 D24.4ng/mL；促甲状腺素 0.06mU/L，血清游离甲状腺素 16.7pmol/L。舌稍红，苔薄腻，脉细滑。

中医诊断：妊娠恶阻（肝热胃寒）。

治法：清热通腑，温胃降逆。

处方：①大黄甘草汤合小半夏加茯苓汤加减。制大黄 3g，炙甘草 6g，姜半夏 10g，茯苓 12g，紫苏梗 10g，陈皮 10g，代赭石 15g，生姜 3 片，4 剂，水煎服。②吴茱萸汤加减。吴茱萸 5g，党参 15g，半夏 15g，黄连 5g，苏叶 12g，大枣 5g，3 剂。每日 1 剂，用颗粒制剂加姜汁调成糊，敷脐。

二诊：2021年1月27日。食后呕吐、吐酸水明显减少，三餐之中仅某一餐后会吐，咳嗽存，吐口水，大便每日一解，舌脉如上。

处方：①大黄甘草汤加减。制大黄3g，炙甘草6g，紫苏梗10g，姜半夏10g，海螵蛸30g，浙贝12g，牡蛎20g。3剂，水煎服。②吴茱萸汤加减。吴茱萸5g，党参15g，半夏15g，黄连5g，苏叶12g，大枣5g，3剂。每日1剂，用颗粒制剂，加姜汁调成糊，敷脐。

三诊：2021年1月30日。进食呕吐消失，咳嗽有痰，痰白质稀，舌脉如上。

处方：①中药守上1方，加前胡10g，7剂，水煎服。②中药守上2方，7剂，用法同上。

按语：大黄甘草汤是治疗"食已即吐"的方剂，以下不通必上逆之故，因为大便通顺，可以减少胃肠道逆向蠕动引起的呕吐。小半夏加茯苓汤是治疗"卒呕吐，心下痞，膈间有水，眩悸"的方剂，两方都是对证治疗的内服方。吴茱萸汤是治疗"呕而胸满"的方剂，将该方加味，改成敷脐投药，是我治疗严重妊娠恶阻的重要方法。

2.妊娠合并急性胰腺炎

妊娠合并急性胰腺炎指妊娠期间由于胰腺消化酶被激活对胰腺组织自身消化所致的急性化学性炎症。

○ 敷脐、保留灌肠治疗妊娠合并急性胰腺炎会诊案

吴某，31岁。因"胚胎移植术后63天，上腹疼痛，恶心呕吐2周，加重1周"，于2020年6月29日入院。

2019年行"甲状腺结节切除术"，术后长期口服左甲状腺素钠片，每日1片，餐前补充甲状腺素，余未见异常。

2020年6月30日血常规：白细胞$11.94×10^9$/L↑，红细胞$3.80×10^{12}$/L，血红蛋白116g/L，血小板$301×10^9$/L，中性粒细胞百分比64.5%，单核细胞计数

1.06×10^9/L↑，中性粒细胞计数 7.70×10^9/L↑，红细胞压积 33.3%↓，血小板压积 0.32%↑。

尿常规：白细胞酯酶（±）↑，尿维生素 C（+）↑，尿胆原（±）↑，白细胞 41/μL↑，白细胞（镜检）7/HP↑，上皮细胞 91.0μL↑，上皮细胞（镜检）16/HP↑；血淀粉酶 306U/L（30～110U/L）↑。

肾功能常规检查＋肝功能常规检查＋电解质＋空腹血糖：丙氨酸氨基转氨酶 9U/L，天门冬氨酸氨基转移酶 12U/L↓，谷草谷丙比值 1.3，碱性磷酸酶 51U/L，γ谷氨酰转移酶 9U/L，总蛋白 60.5g/L↓，白蛋白 38.3g/L↓，肌酐 32μmol/L↓，尿素 1.15mmol/L↓，血清葡萄糖 5.35mmol/L，钾 3.53mmol/L，钠 137mmol/L，氯 105mmol/L，总钙 2.06mmol/L↓。

甲状腺选项＋性激素选项＋甲状腺功能：人绒毛膜促性腺激素 69067.0mU/mL↑，雌二醇 3627pmol/L，孕酮 71.080nmol/L，促甲状腺素 1.780μU/mL，游离甲状腺素 16.9pmol/L，抗甲状腺球蛋白抗体＜10.00U/mL，抗甲状腺过氧化物酶抗体 13.11U/mL；尿淀粉酶 3850U/L（32～641U/L）↑。

2020 年 6 月 30 日 B 超示子宫动脉血流指数：左子宫动脉峰值流速 53cm/s，RI0.80，PI1.87，S/D4.92；右子宫动脉峰值流速 60cm/s，RI0.78，PI1.88，S/D 4.65。子宫前位，增大；宫内见一胎儿，胎心胎动可及，心率 165 次／分；双顶径 18mm，头臀长 46mm，股骨长 5mm，颈背透明层厚度（NT）1.5mm，羊水暗区最大深度 39mm；胎盘 0 级，位于子宫前壁，厚 15mm；宫颈管长度 32mm，呈闭合状态；子宫体壁见数个低回声结节，大的约 21mm×18mm×23mm，边界清，内部回声欠均匀。检查结果：宫内妊娠，单活胎如孕 11⁺ 周，子宫多发肌瘤。肝脏形态大小正常，表面光整，肝区回声细，分布均匀；血管网络走向清晰，门静脉主干内径 10mm。彩色多普勒血流显像示血流通畅；肝内胆管未见扩张，肝内未见明显异常回声。胆囊显示清晰，形态大小正常，壁光滑，胆汁透声佳，囊内未见明显异常回声。脾厚 30mm，平卧肋下未见。胰腺显示清晰，内回声均匀，胰管未见扩张，胰腺内未见明显异常回声。双肾形态大小正常，皮质回声均匀，皮髓分界清晰，集合系统无分离，内未见明显异常回声。双侧输尿管未见扩张。膀胱充盈佳，壁光整，内透声佳，内未见明显异常回声。检查结果：肝、胆、脾、胰未见明显异常。双肾、输尿管、膀胱未见明显异常。

2020年7月1日。血常规：白细胞 9.62×10^9/L↑，红细胞 3.79×10^{12}/L↓，血红蛋白116g/L，血小板 308×10^9/L，淋巴细胞百分比27.0%，单核细胞百分比10.1%↑，中性粒细胞百分比61.9%，单核细胞计数 0.97×10^9/L↑，红细胞压积33.6%↓，血小板压积0.33%↑；血淀粉酶469U/L↑；降钙素原0.027ng/mL；C-反应蛋白5.72mg/L；电解质：钾3.56mmol/L，钠137mmol/L，氯105mmol/L，总钙2.07mmol/L↓，无机磷1.36mmol/L，镁0.85mmol/L；血浆D-二聚体0.38mg/L。

传染病检测：乙肝表面抗体阳性；粪便常规选项正常。

2020年7月3日。尿淀粉酶4336U/L↑。

2020年7月4日。血淀粉酶663U/L↑；电解质：钾3.74mmol/L，钠132mmol/L↓，氯105mmol/L，总钙2.11mmol/L，无机磷0.92mmol/L，镁0.83mmol/L。

性激素选项：人绒毛膜促性腺激素78910.0mU/mL↑，雌二醇7233pmol/L，孕酮77.240nmol/L。

血常规+C反应蛋白：白细胞 9.91×10^9/L↑，红细胞 4.02×10^{12}/L，血红蛋白123g/L，血小板 339×10^9/L，中性粒细胞百分比63.9%，单核细胞计数 0.89×10^9/L↑，中性粒细胞计数 6.33×10^9/L↑，血小板压积0.35%↑，C-反应蛋白10.00mg/L。

空腹血葡萄糖+肝功能常规检查：丙氨酸氨基转氨酶13U/L，天门冬氨酸氨基转移酶20U/L，谷草谷丙比值1.5，碱性磷酸酶58U/L，γ谷氨酰转移酶10U/L；总蛋白67.6g/L，白蛋白40.7g/L，球蛋白26.9g/L，白球蛋白比例1.51；总胆红素11.2μmol/L，直接胆红素4.9μmol/L，间接胆红素6.3μmol/L，血清葡萄糖3.43mmol/L↓。

2020年7月6日。血淀粉酶723U/L↑。

空腹血葡萄糖+电解质：血清葡萄糖3.52mmol/L↓，钾3.49mmol/L↓，钠131mmol/L↓，氯104mmol/L，总钙2.12mmol/L，无机磷0.87mmol/L，镁

0.78mmol/L。

血常规 +C- 反应蛋白：白细胞 7.22×10⁹/L，红细胞 4.05×10¹²/L，血红蛋白 123g/L，血小板 305×10⁹/L，单核细胞百分比 11.1%↑，中性粒细胞百分比 57.7%，单核细胞数 0.80×10⁹/L↑，红细胞压积 34.4%↓，平均血红蛋白浓度 358g/L↑，血小板压积 0.33%↑，C- 反应蛋白 4.00mg/L。

生化选项：丙氨酸氨基转氨酶 12U/L，天门冬氨酸氨基转移酶 15U/L，谷草谷丙比值 1.3，碱性磷酸酶 50U/L，γ 谷氨酰转移酶 9U/L，白蛋白 39.7g/L↓，肌酐 32μmol/L↓，尿素 0.65mmol/L↓，尿酸 391.0μmol/L↑，血清葡萄糖 3.82mmol/L↓，载脂蛋白比值 A/B 1.05↓，同型半胱氨酸 4.3μmol/L，钾 3.20mmol/L↓，钠 133mmol/L↓，总钙 2.12mmol/L。

性激素选项：人绒毛膜促性腺激素 81687.0mU/mL↑，雌二醇 10199pmol/L，孕酮 96.450nmol/L。

D- 二聚体 0.56mg/L↑；总胆固醇 4.42mmol/L（正常值 2.33～5.17mmol/L），甘油三酯 1.04mmol/L（正常值 0.48～1.7 mmol/L）。

入院后，常规予叶酸、盐酸甲氧氯普胺、葡萄糖、维生素、复方氯化钠、氯化钾等补液止吐治疗，症状未明显改善。请消化科、外科会诊后，诊断"妊娠期合并急性胰腺炎"，予头孢呋辛、醋酸奥曲肽、奥美拉唑、铝碳酸镁片等对症治疗，患者恶心呕吐、上腹痛症状未见明显好转。再请消化科及外科会诊，均未提出新的治疗方案。

会诊一：2020 年 7 月 6 日。恶心呕吐仍存，上腹轻压痛。舌淡红，苔薄白，脉细。

西医诊断：妊娠期合并急性胰腺炎。中医诊断：妊娠呕吐（肝热脾寒，腑气阻滞）。

治法：疏肝理气，通腑泄热。

处方：①大柴胡汤加减。柴胡 10g，炒白芍 10g，黄芩 10g，制大黄 9g，炒枳壳 10g，姜半夏 9g，川楝子 10g，木香 10g，3 剂。每日 1 剂，水煎浓缩，插肛管点滴，保留灌肠。②半夏泻心汤。半夏 10g，炒黄芩 9g，黄连 3g，党参 12g，干姜

5g，炙甘草6g，大枣5枚，3剂。每日1剂，上述颗粒剂加少量清水调成糊状，外敷脐部。

会诊二：2020年7月9日。B超检查：肝脏形态大小正常，表面光整，肝区光点细，分布均匀，回声略强。血管网络走向清晰，门静脉主干内径9mm，CDFI示血流通畅。肝内胆管未见扩张，肝内未见明显异常回声团。胆囊形态大小正常，壁稍毛糙，胆汁透声佳，囊内未见明显异常回声团。脾厚26mm，平卧肋下未见。胰腺头、体显示大小正常，实质回声均匀，胰管未见扩张，尾部气体干扰显示不清。双肾形态大小正常，皮质回声均匀，皮髓分界清晰，集合系统无分离，内未见明显异常回声团。检查结果：肝、胆、脾、胰、双肾未见明显异常。心电图：窦性心律。血淀粉酶644U/L，尿淀粉酶7133U/L。口水多，舌脉如上。

处方：守①方加陈皮15g，金钱草15g，青皮6g，4剂，用法同上。②香砂六君子汤加苏叶10g，香附6g，4剂。每日1剂，上述颗粒剂加少量清水调成糊状，外敷脐部。

会诊三：2020年7月20日。7月13日血淀粉酶475U/L，尿酮体（4+）；7月16日尿常规选项示尿维生素C（+）↑，尿胆原（±）↑，尿酮体（2+）↑；7月17日血常规示白细胞6.44×10^9/L，红细胞3.78×10^{12}/L↓，血红蛋白119g/L，血小板227×10^9/L，淋巴细胞百分比30.6%，单核细胞百分比13.8%↑，中性粒细胞百分比54.4%，单核细胞计数0.89×10^9/L↑，红细胞压积32.9%↓，平均血红蛋白浓度362g/L↑；血淀粉酶527U/L↑；C-反应蛋白5.24mg/L；降钙素原<0.020ng/mL；电解质示钾3.49mmol/L↓，钠132mmol/L↓，氯97mmol/L↓，总钙2.15mmol/L，无机磷1.28mmol/L，镁0.83mmol/L；7月17日，血淀粉酶527U/L。

患者上腹部压痛消失，嘈杂嗳气，脐周时觉不适，下腹冷，开始进流质食物。4天前排便1次、成形，呕吐胆汁，多唾，口淡。舌淡红，苔薄白，脉细。

处方：半夏泻心汤加味。半夏10g，炒黄芩6g，黄连3g，干姜5g，炙甘草6g，大枣5枚，党参12g，制大黄6g，苏叶10g，枳壳6g，柴胡9g，炒薏苡仁30g，3剂，水煎服。

会诊四：2020年7月23日。血淀粉酶527U/L，尿酮体（4+）。食欲明显改善，嘈杂，可吃米面，大便已顺，多睡，口淡，呕吐无胆汁，舌脉如上。

处方：守上方，制大黄加至8g，加大腹皮12g，4剂，水煎服。

7月23日血常规：白细胞6.68×10⁹/L，红细胞3.83×10¹²/L，血红蛋白117g/L，血小板252×10⁹/L，淋巴细胞32.8%，单核细胞百分比10.2%↑，单核细胞计数0.68×10⁹/L↑，红细胞压积33.4%↓；尿常规选项：尿维生素C（+）↑，尿胆原（±）↑，尿酮体（4+）↑；C-反应蛋白2.99mg/L；血淀粉酶527U/L↑；血脂常规检查：胆固醇校验0.87mmol/L，甘油三酯1.57mmol/L，总胆固醇4.17mmol/L，高密度脂蛋白胆固醇1.30mmol/L，低密度脂蛋白胆固醇2.00mmol/L；肝功能常规检查＋电解质＋空腹血葡萄糖＋肾功能常规检查：丙氨酸氨基转氨酶21U/L，天门冬氨酸氨基转移酶24U/L，谷草谷丙比值1.1，碱性磷酸酶49U/L，γ谷氨酰转移酶11U/L，总蛋白60.0g/L↓，白蛋白36.3g/L↓，肌酐25μmol/L↓，尿素0.38mmol/L↓，尿酸127.0μmol/L↓，血清葡萄糖4.21mmol/L，钾3.27mmol/L↓，钠135mmol/L↓，总钙2.06mmol/L↓；凝血功能选项：纤维蛋白原4.39g/L↑，D-二聚体0.51mg/L↑，抗凝血酶Ⅲ 98%；促甲状腺素1.770μU/mL，游离甲状腺素15.2pmol/L。

会诊五：2020年7月27日。食欲较前改善，可吃一碗米面，大便日解3～4次、成形。舌淡红，苔薄白，脉细滑。

处方：守上方，加金钱草12g，木香10g，4剂，水煎服。

2020年7月30日。血淀粉酶377U/L↑；降钙素原0.027ng/mL；血常规：白细胞9.21×10⁹/L，红细胞3.57×10¹²/L↓，血红蛋白110g/L↓，血小板287×10⁹/L，淋巴细胞百分比25.3%，单核细胞百分比9.3%，中性粒细胞百分比63.6%，单核细胞计数0.86×10⁹/L↑，红细胞压积32.7%↓，血小板压积0.32%↑，C-反应蛋白1.46mg/L；电解质：钾3.70mmol/L，钠138mmol/L，氯103mmol/L，总钙2.12mmol/L，无机磷1.46mmol/L，镁0.83mmol/L。

会诊六：2020年7月31日。7月30日血淀粉酶377U/L，尿酮体阴性。食欲佳，腹饱仍频食，大便日解3～4次、成形。舌淡红，苔薄白，脉细滑。

处方：守上方，加砂仁（杵、冲）5g，4剂，水煎服。

会诊七：2020年8月5日。食欲正常，脘稍胀，嗳气减，大便如上，舌脉如上。

处方：守上方，加佛手10g，神曲10g，5剂，水煎服。

会诊八：2020年8月10日。血淀粉酶308U/L。进食糯玉米后脘胀，嗳气难，大便日解2次。舌淡红，苔薄白，脉软。

处方：守7月27日方，去金钱草；加砂仁（杵、冲）5g，檀香5g，降香3g，神曲10g，3剂，水煎服。

会诊九：2020年8月13日。诸症好转，口水多，舌脉如上。

处方：守上方，加陈皮15g，3剂，水煎服。

会诊十：2020年8月17日。血淀粉酶245U/L，纳可，大便成形、日解1～2次，舌脉如上。

处方：守上方，加佛手12g，3剂，水煎服。

会诊十一：2020年8月24日孕19⁺周，纳可，大便日解1次，脘时胀。舌淡红，苔黄腻，脉细滑。

处方：大柴胡汤加减。柴胡10g，炒白芍10g，黄芩10g，制大黄9g，炒枳壳10g，姜半夏9g，木香10g，大腹皮12g，神曲10g，金钱草15g，佛手12g，檀香5g，7剂，水煎服。

会诊十二：2020年8月31日。血淀粉酶194U/L。大便日解1次，顺畅，舌脉如上。

处方：守上方，加陈皮12g，5剂，水煎服。

会诊十三：2020年9月7日。孕21⁺³周，无不适，舌脉如上。

处方：守上方，制大黄加至12g，7剂，水煎服。

会诊十四：2020年9月14日。孕22⁺³周，血淀粉酶176U/L，大便日解2次、顺畅。舌淡红，苔薄白，脉细。

处方：守上方，加平地木12g，7剂，水煎服。

会诊十五：2020年9月28日。孕24⁺³周，血淀粉酶176U/L，大便日解2次。

舌红，苔薄白，脉细。

处方：守上方，加垂盆草 15g，7 剂，水煎服。

会诊十六：2020 年 10 月 12 日。孕 26^{+3} 周，血淀粉酶 207U/L，大便溏软，足跟痛，舌脉如上。

处方：守上方，加桑寄生 15g，丹参 12g，7 剂，水煎服。

会诊十七：2020 年 10 月 19 日。孕 27^{+3} 周，足跟、膝疼痛，活动后减轻，大便软，舌脉如上。

处方：守 8 月 24 日方，加杜仲 13g，桑寄生 15g，丹参 12g，7 剂，水煎服。

会诊十八：2020 年 10 月 26 日。血淀粉酶 230U/L，大便日解 3 次、质软，膝酸、足跟痛。舌淡红，苔薄白，脉细。

处方：柴胡 10g，炒白芍 10g，黄芩 10g，制大黄 9g，炒枳壳 10g，姜半夏 9g，木香 10g，大腹皮 12g，神曲 10g，川楝子 10g，桑寄生 12g，金钱草 15g，7 剂，水煎服。

会诊十九：2020 年 11 月 2 日。孕 29^{+3} 周，恶心，足跟痛，或腰酸，流涕，舌脉如上。

处方：守上方，加葱白 5 条，杜仲 10g，7 剂，水煎服。

会诊二十：2020 年 11 月 9 日。孕 30^{+3} 周，血淀粉酶 185U/L，足跟痛，舌脉如上。

处方：守 10 月 26 日方，加杜仲 12g，7 剂，水煎服。

会诊二十一：2020 年 11 月 16 日。孕 31^{+3} 周，足跟痛减轻，舌脉如常。

处方：柴胡 10g，炒白芍 10g，黄芩 10g，制大黄 9g，炒枳壳 10g，姜半夏 9g，金钱草 15g，川楝子 10g，神曲 10g，木香 10g，茵陈 10g，7 剂，水煎服。

会诊二十二：2020 年 11 月 23 日。血淀粉酶 209U/L，无不适，舌脉如上。

处方：守 11 月 16 日方，加大腹皮 15g，平地木 12g，7 剂，水煎服。

会诊二十三：2020 年 11 月 30 日。孕 33^{+3} 周，舌脉如上。

处方：守 11 月 16 日方，加炒栀子 10g，7 剂，水煎服。

会诊二十四：2020 年 12 月 7 日。孕 34^{+} 周，血淀粉酶 235U/L，纳便正常，舌脉如上。

处方：柴胡10g，炒白芍10g，黄芩10g，制大黄9g，炒枳壳10g，姜半夏9g，郁金10g，金钱草15g，茵陈10g，垂盆草12g，平地木12g，神曲10g，7剂，水煎服。

会诊二十五：2020年12月21日。停药1周，血淀粉酶259U/L，无不适，舌脉如上。

处方：守上方，加鸡骨柴15g，大腹皮12g，7剂，水煎服。

2021年1月17日，患者自然分娩一个7斤重健康男婴。

2021年3月8日。产后随访，无不适，但测血淀粉酶194U/L（正常值50～130 U/L）。

按语：妊娠期急性胰腺炎是妊娠期罕见且严重的并发症之一，发病急，病情进展迅速，诊断有一定的困难，严重威胁母婴健康。诱发妊娠期急性胰腺炎的常见原因有胆结石（66%）、酗酒（12%）、特发性（17%）、高脂血症（4%）；不太常见原因有甲状旁腺功能亢进症、创伤、药物、壶腹乳头括约肌功能不良，以及妊娠脂肪肝等。大柴胡汤是治疗急腹症中急性胰腺炎的代表方剂，而外治法成为治疗该案的一大特色。

3.妊娠腰痛

妊娠腰痛指妊娠期间以腰部疼痛为主要症状的疾病。

○ 敷贴法治疗妊娠腰痛1周案

初诊：2022年10月21日。林某，25岁。停经37天，因剧烈腰痛1周就诊。纳可，二便调。辅助检查：人绒毛膜促性腺激素3841 μmol/mL，孕酮95.6 μmol/L，雌二醇416 pmol/L。舌淡红，苔薄白，脉细。

中医诊断：妊娠腰痛（肾虚）。

治法：补肾安胎。

处方：益肾安胎膏（自拟方）。由党参、当归、黄芩、白芍、川芎、白术、陈皮、苏梗、香附、杜仲、续断、浙贝、熟地黄等组成，6剂，局部贴敷。

二诊：2022年10月24日。益肾安胎膏外用2天，腰痛即止。辅助检查：人绒毛膜促性腺激素10622μmol/mL，孕酮96.5μmol/L，雌二醇2361pmol/L。

按语：益肾安胎膏是自拟方，广泛运用于先兆流产保胎治疗的住院患者，疗效非常好，其无须内服，深受患者的欢迎。

4.妊娠肿胀（包括妊娠高血压）

妊娠肿胀指以妊娠中晚期孕妇出现肢体面目肿胀为主要表现的妊娠疾病。妊娠高血压一般在妊娠20周后发病，以高血压、蛋白尿及其他全身功能紊乱为特征，有导致孕妇及胎儿死亡的危险。

○ 外洗湿敷治疗妊娠外阴极度水肿案

初诊：2007年9月6日。周某，33岁。妊娠29周，下肢肿胀明显，皮肤薄而光泽，按之没指，深凹不起，直至膝部。外阴部极度水肿，两侧大阴唇极度肿大，透亮如注水，犹两瓣柚子，是正常的十数倍，以致步履蹒跚，难以下坐，痛苦异常，数处求医无效。血总蛋白49.6g/L↓，白蛋白26.9g/L↓，白球比1.19↓，尿常规：蛋白0.3/L（＋），尿酸正常。既往无妊娠水肿病史。生育史：1-0-2-1。舌淡红，苔薄白，脉细。

中医诊断：妊娠水肿（脾虚湿盛）。

治法：健脾利水。

处方：①防己黄芪汤加味。防己10g，生黄芪30g，炒白术20g，炙甘草5g，大枣5个，生姜5片，薏苡仁30g，茯苓皮20g，冬瓜皮30g，3剂，水煎服。②每日甘松100g，水煎浸洗双脚及外阴；用玄明粉100g，化水湿敷外阴。③嘱食鲤鱼、喝豆浆。

二诊：2007年9月9日。用药之后，外阴水肿减退，以左侧为著，舌脉如上。

自诉外阴水肿以甘松外洗、湿敷效果明显，故玄明粉仅使用1次，未再使用。舌脉如上。中药守上方弃玄明粉，续进3剂，水煎服。

三诊：2007年9月12日。两侧大阴唇水肿消退明显，左侧水肿已经消退一半，皮肤渐起皱（图6-1），步履起坐方便，舌脉如上。中药守上方续进5剂而安。

按语：妊娠外阴水肿至如此严重程度者，十分少见，说明患者全身水肿的程度之甚。《本草求真》甘松条记载："若脚气膝肿，煎汤淋洗"，以理推治，用于妊娠外阴水肿，同样收到良好的疗效。案中防己黄芪汤内服，健脾利水消肿；食鲤鱼、喝豆浆，可以提高血浆的蛋白含量，有利于水肿的消退。

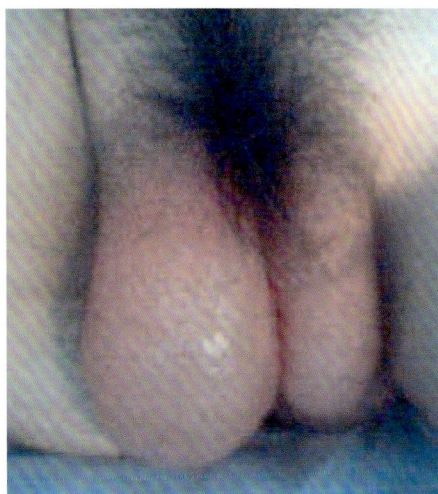

● 图6-1　患者三诊时局部症状

○ 外洗治疗子气1周案

初诊：2008年5月9日。谷某，25岁。妊娠7个月，两下肢轻微水肿，两足趾缝渗水不绝，痒不可当，局部皮色因浸淫变白已经1周。舌淡红，苔薄白，脉细。

中医诊断：子气（湿注）。

治法：行气燥湿。

处方：厚朴60g，苍术60g，5剂。每剂加水煎2次，合药液约1000mL，再加枯矾一匙，搅匀，待药液凉后浸两足。

浸药 2 剂，两足瘙痒渗液即愈。

按语：子气临床少见。唐·杨归厚《产乳集验方》(部分内容收录于《珍本女科医书辑佚八种》中)称：妊娠自三月成胎之后，两足自脚面渐肿腿膝以来，行步艰辛，以至喘闷，饮食不美，似水气状。至于脚趾间有黄水出者，谓之子气，直至分娩方消。历代妇产科著作甚多，但专门治疗子气的记载却缺乏，此案或可弥补缺憾。外洗方中厚朴、苍术健脾燥湿。《本草纲目》转载《御药院方》云："阴汗湿痒，枯矾扑之。又泡汤沃洗。"枯矾外用，可以治疗滋水之疾。

○ 外洗法治疗妊娠水肿(妊娠高血压综合征)案

初诊：陈某，27 岁。妊娠 8.5 个月，下肢水肿十分明显，呈凹陷性，压之没指，肿至大腿部，测体重为 85kg，较 1 个月前增加 9kg。咳嗽痰黄，口渴多饮，小便短频，尿常规检查 2 次，均属正常。舌淡红，苔薄白，脉细。

中医诊断：子肿(肺气不宣，水湿滞留)。

治法：清肺行气，利水渗湿。

处方：①桑白皮 12g，鲜冬瓜皮 60g，茯苓皮 45g，泽泻 10g，赤小豆 50g，大腹皮 12g，白术 30g，杏仁 10g，车前子(包)10g，天仙藤 12g，猪苓 10g，玉米须 15g，3 剂，水煎服。②同时用甘松 300g，分 3 日，水煎液浸脚。③嘱多食鲤鱼。

二诊：体重减至 81kg，咳嗽多痰，舌脉如上。

处方：中药守上方，加桔梗 5g，瓜蒌皮 12g，6 剂，水煎服。

三诊：尿常规检查：蛋白(3+)，白细胞(+)，血压 150/105mmHg。舌淡红，苔薄白，脉弦。

治法：清热平肝息风。

处方：①羚角钩藤汤加减。钩藤(后入)20g，羚羊角(调冲)3g，冬桑叶 12g，菊花 12g，生地黄 15g，生白芍 15g，茯苓皮 30g，竹茹 12g，浙贝母 10g，石决明(先入)30g，泽泻 12g，地龙 10g，3 剂，水煎服。②同时服用复方罗布麻片，每次

2片，每日3次，口服。

四诊：血压140/80mmHg，尿蛋白（2+），体重80kg。舌稍红，苔薄白，脉细。

治法：清热平肝，湿渗利水。

处方：羚羊角（调冲）2g，钩藤（后入）20g，石决明（先入）30g，牛膝15g，桑寄生15g，玉米须30g，蝉蜕8g，生黄芪12g，茯苓皮30g，鲜冬瓜皮30g，天仙藤12g，赤小豆45g，3剂，水煎服。

药后顺利分娩一婴儿。

按语：中药内服、外治在治疗妊娠水肿方面确实具有独到的作用，值得推广应用。

5.妊娠转胞

妊娠转胞指妊娠期间出现小便不利或不通，小腹急痛的症状。

○ 隔葱灸治疗转胞半天案

初诊：2017年7月22日。陈某，31岁。因"停经10周，排尿不畅半天"从病房转来会诊。

会诊一：患者因"先兆流产、宫颈赘生物"在我院住院保胎治疗。2017年7月21日下午3点在外院门诊行阴道镜检查，赘生物活检，术中少许出血，术后填塞纱布1块。返院后小便一直顺畅。今日凌晨出现排尿不畅，点滴而出，小腹胀满，尿意明显，予滴水法暗示诱导排尿无效；无腹痛，无发热，有少许阴道暗红色出血。7月17日B超检查：早期妊娠（胎儿顶臀长22mm）；宫腔下段及宫颈管异常回声，黏膜下肌瘤伴脱出待查，子宫肌瘤。7月21日阴道镜检查：宫颈赘生物待排，镜下见白色病变，异型血管。会诊时排尿后B超检查：膀胱残余尿117mm×70mm×108mm，估测残余尿量约442mm，考虑尿潴留。舌淡红，苔薄白，脉细滑。

西医诊断：妊娠尿潴留。中医诊断：转胞（腑气寒闭）。

处方：取葱白若干，捣烂，敷脐，隔葱艾灸。

共灸完3壮艾炷，耗时半小时，患者自觉下腹热流频至，小腹温热舒适。于更换葱白的间隙，赶紧如厕，顺利排出尿液约400mm，并取出纱布1块。安返病房，此后排尿如常。

按语：《全生指迷方》以葱白汤治疗"忍尿劳役，或受惊恐，以致突然小便不通"。隔葱白艾灸治疗妊娠转胞，可以起到通阳开关的作用。但如此例去病霍然者，令人称奇。

6.妊娠尿频

妊娠尿频指妊娠期间出现以小便频数为主要表现的症状。

○ 敷脐法治疗妊娠尿频5天案

初诊：2024年5月6日。林某，32岁。因"停经1个月余，尿频5天"就诊。5月6日 HCG 4595.0mU/mL，E_2 1345pmol/L，P 94.50nmol/L。刻下：尿频不适，寐差。舌淡红，苔薄白，脉细。

中医诊断：尿频（肾虚失敛）。

治法：益肾收敛。

处方：五味子5g，益智仁10g，4剂。每日1剂，研末水调敷脐。

二诊：2024年5月10日。患者夜寐改善，5月10日 HCG 20816.0mU/mL，E_2 1648pmol/L，P 97nmol/L。

处方：益智仁10g，补骨脂10g，3剂。每日1剂，研末水调敷脐。

三诊：2024年5月13日。尿频已除。

按语：五味子、益智仁、补骨脂均具有益肾缩小便的功效，妊娠尿频大多与肾气虚有关，故使用以上药物敷脐，可以取得满意疗效。

7. 妊娠足跟痛

妊娠跟痛指妊娠期间出现以足跟疼痛为主要表现的症状。

○ 敷法治疗妊娠足跟痛半月案

初诊：2014年6月26日。蒋某，34岁。因"足跟痛，下肢不安感半月"就诊。

患者近半月来无明显诱因下忽感双下肢不适，不安，多动，其内如有虫行感，无疼痛，无肌肉震颤，小腹隐痛，寐纳佳，二便调。舌淡红，苔薄白，脉细。

西医诊断：不安腿综合征。中医诊断：妊娠跟痛（肾虚）。

治法：补益肝肾，养血通络。

处方：①桑寄生25g，杜仲10g，菟丝子10g，川断10g，枸杞子12g，覆盆子12g，丝瓜络10g，炒白芍20g，夜交藤30g，牛膝15g，竹茹10g，鸡血藤20g，7剂，水煎服。②熟地黄60g，6剂。每日1剂，捣烂敷于足跟。

二诊：2014年7月3日。药后下肢不安、足跟痛均除。

按语：妊娠期间的不安腿综合征首先考虑血不养筋所致，足跟疼痛大多责之肾虚。此案内服方补益肝肾，以生血养筋。熟地黄是补益肝肾之至品，张景岳因喜用熟地黄、善用熟地黄而被誉为张熟地。然而补肾之方都为内服，我独用熟地黄外敷足跟，实别出心裁。

○ 敷法治疗妊娠足跟痛1周案

初诊：2014年5月27日。叶某，27岁。妊娠9周，恶心呕吐，长期在门诊治疗，经中药调理后，恶心呕吐较前缓解。近1周出现两足后跟疼痛，以酸痛为主。舌淡红，苔薄白，脉细。

中医诊断：妊娠恶阻（脾胃虚寒），足跟疼痛（肾虚）。

治法：健脾温胃，益肾填精。

处方：①理中汤合吴茱萸汤，4剂，水煎服。②熟地黄120g，捣烂敷两足跟。

二诊：2014年5月31日。恶阻减轻，足跟疼痛缓解。

处方：中药守上方，各进5剂。

按语：对于妊娠恶阻的患者，使用腻滞的补肾药物非但不宜，而且禁忌，服后容易导致腻膈碍食、恶阻加剧。而用外治法补肾治疗妊娠跟痛的方法，可以避免服用熟地黄带来的不良反应。

8.妊娠口糜

妊娠口糜指妊娠期间出现以口腔黏膜溃疡为主要表现的症状。

○ 涂抹治疗妊娠口糜3天案

初诊：2008年5月4日。林某，28岁。妊娠45天，口腔溃疡3天，溃疡面约0.5cm×1cm大小，疼痛影响进食。舌淡红，苔薄白，脉细滑。

西医诊断：口腔溃疡。中医诊断：妊娠口糜。

处方：取蜂蜜适量，涂抹局部溃疡面，一日数次。

外涂一天，口腔溃疡立即愈合，疼痛消失。

按语：《名医别录》称蜂蜜治"口疮"。《圣济总录》记载："口疮糜烂，生蜜一味，频用涂疮上，三五次即愈。"据此，蜂蜜当有敛疮生肌的功效，我屡验不爽。

9.妊娠唇炎

妊娠唇炎指妊娠期间发生于唇部的炎症性疾病。

○ 湿敷治疗妊娠唇炎化脓4天案

初诊：2017年11月1日。廖某，42岁。孕8⁺周，就诊时下唇干裂，数处溃疡化脓已经4天。舌稍红，苔薄白，脉细滑。

西医诊断：急性糜烂性唇炎。中医诊断：唇疮（阴虚血热）。

治法：养阴，清热，消肿。

处方：珠儿参30g，水煎凉后，湿敷口唇，不拘时。

二诊：2017年11月4日。复诊，唇炎已愈。

按语：临床使用珠儿参者不多。珠儿参味苦、甘，性寒。功能清热养阴，散瘀止血，消肿止痛。临床用于胃阴不足，胃火炽盛的牙龈肿痛，亦可外用治疗上述辨证的唇疮。

10.妊娠唇部疱疹

妊娠唇部疱疹指妊娠期间因感染疱疹病毒而出现的唇周疱疹。表现为局限性、高出皮面的、内含液体的腔隙性损害，局部可有瘙痒、疼痛。

○ 湿敷治疗妊娠唇部疱疹案

会诊一：2019年11月13日。周某，26岁。因"停经68天，阴道出血40余天，住院治疗未愈"就诊。

患者妊娠阴道出血40余天未净，量少，褐色，无腰痛，无腹痛，便秘4～5日一次，自服紫河车粉后上唇起疱疹，用姜粉涂抹后疱疹变大，手上见汗湿疹，身上见痒疹。住院期间予以强的松片、羟氯喹片、达肝素钠注射液及中药（续断15g，桑寄生15g，杜仲15g，菟丝子15g，生白芍15g，太子参15g，黄芪15g，苎麻根15g，紫苏梗10g，白及10g，姜炭5g，艾叶6g，山药20g，生白术20g，竹茹9g，黄芩10g）治疗，未见明显疗效。2019年10月22日子宫B超：宫内早孕约7$^+$周，宫腔内可见妊娠囊回声，大小38mm×17mm×31mm，壁清，规则，囊内可见胚芽回声，长约10m，可见原始心管搏动。子宫动脉血流正常。左子宫动脉峰值流速67cm/s，RI0.88，S/D8.57。右子宫动脉峰值流速61cm/s，舒张早晚期部分血流反向。2019 年 11 月 1 日 HCG168705.0mIU/mL，$E_2$2533pmol/L，P134.200nmol/L。2019 年 11 月 12 日子宫 B 超：宫内早孕约 10⁻周，宫腔内可见妊娠囊回声，大小 47mm×38mm×63mm，壁清，规则；囊内可见胎儿回声，头臀长 32m，胎心搏动规则。2019 年 11 月 8 日性激素检查：HCG186910.0mIU/mL，$E_2$2389pmol/L，P140.400nmol/L。2019 年 11 月 12 日性激素检查：HCG195705.0mIU/mL，$E_2$2061pmol/L，P119.300nmol/L。舌稍红，苔薄白，脉细软略滑。

中医诊断：唇胗（热毒），胎漏（血热肾虚）。

治法：清热滋阴补肾，凉血止血安胎。

处方：①桑叶 15g，生地黄 12g，木贼 10g，荆芥 10g，炒栀 10g，墨旱莲 30g，女贞子 20g，蝉衣 6g，升麻 10g，白鲜皮 10g，生白术 60g，2 剂，水煎服。②野菊花 100g，分 5 日，水煎湿敷口唇。

会诊二：2019 年 11 月 15 日。阴道出血已净，上唇疱疹改善，身上皮疹、药疹增多，便秘。舌稍红，苔薄白，脉细滑。

处方：①桑叶 15g，木贼 10g，荆芥 10g，蝉衣 6g，薄荷（后入）5g，牛蒡子 12g，杏仁 10g，白鲜皮 12g，地肤子 12g，生地黄 12g，生白术 60g，黑芝麻 60g，4 剂，水煎服。②蚕沙 30g，益母草 50g，4 剂。每日 1 剂，水煎 3 次，合药液，擦洗身体。

会诊三：2019 年 11 月 19 日。上唇疱疹已除，皮疹消失，便秘改善，腰酸。

按语：妊娠口唇疱疹是感染单纯疱疹病毒引起的皮肤黏膜疾病，中医学归属于热毒，治疗常采用清热解毒的方法。实验研究证实，野菊花具有抗单纯疱疹病毒的作用，局部外用，可使药物达到较高的浓度，因而获得良效。

11.妊娠龈肿

妊娠龈肿指妊娠期间出现牙龈肿胀疼痛为主要表现的牙周疾病。

○ 漱口治疗妊娠牙龈肿痛1周案

邱某，31岁。妊娠2.5个月，牙龈肿痛1周，恶阻呕吐。舌淡红，苔薄白，脉细。

中医诊断：妊娠龈肿（血热）。

治法：清热凉血。

处方：金银花30g，5剂。每日1剂，水煎漱口，每日不拘时。

用药完毕，牙龈肿痛消除。

按语：妊娠牙龈肿痛的发病率甚高，与妊娠期间牙龈的过度增生有关。妊娠期间牙龈的过度增生，通常由口腔卫生不佳和激素水平变化引起。在治疗方面，除了内服药物之外，用清热泻火的药物煎剂漱口，是一个很好的解决办法，避免了寒凉药物伤胃的不良反应。

○ 漱口治疗妊娠牙龈肿痛2天案

初诊：2009年7月23日。陈某，30岁。妊娠近9周，牙龈肿痛2天，大便时溏。舌淡红，苔薄白，脉细。

中医诊断：妊娠龈肿（胃热）。

治法：清泻胃热。

处方：淡竹叶30g，5剂。每日1剂，浓煎漱口，不拘时。

二诊：2009年7月30日。牙龈肿痛已消。

按语：口腔炎症，多与心胃之火有关。淡竹叶既清心火，又导热下行，用来治疗舌糜、牙龈炎、咽喉肿痛，配方中通常可以用至30～60g。用淡竹叶浓煎漱口，治疗妊娠牙龈肿痛，未见报道，便廉有效。妊娠龈肿除了使用金银花、淡竹叶之外，还可以根据辨证选用珠儿参、升麻、石膏等药物。

12.妊娠龋齿疼痛

妊娠龋齿疼痛指发生在妊娠期间的龋齿疼痛。

○ 漱口治疗妊娠龋齿疼痛1周案

初诊：2023年12月13日。王某，32岁。患者孕25周，月经周期30天，经期12天。末次月经，2023年6月18日。因龋齿疼痛1周，影响睡眠就诊。纳差，反酸，嗳气频，无呕吐，大便时软时结，近期偏软。舌淡红，苔薄白，脉细滑。

西医诊断：龋齿感染疼痛。中医诊断：妊娠齿痛（胃热）。

治法：清胃止痛。

处方：珠儿参12g，白芷10g，人参叶10g，升麻9g，甘草6g，露蜂房12g，佛手10g，甘松10g，鸡内金10g，生谷麦芽各10g，7剂。

二诊：2023年12月18日。上药未采用露蜂房，牙痛减轻，无反酸，嗳气多，纳可，寐可。舌脉如上。

处方：①中药守上方，加细辛2g，7剂，水煎服。②方中露蜂房取出，水煎漱口。

药毕，牙痛消失。

按语：《本草纲目》称"露蜂房，阳明药也。外科、齿科及他病用之者，亦皆取其以毒攻毒，兼杀虫之功耳"，并记载《袖珍方》"风虫牙痛：露蜂房煎醋，热漱之"。试用之后，十分灵验。

13.妊娠齿衄

妊娠齿衄指妊娠期间出现的牙龈肿胀出血症状，属于现代医学的妊娠期龈炎范畴。

○ 漱口治疗妊娠齿衄 8 个月案

初诊：2010 年 2 月 1 日。南某，28 岁。妊娠牙龈出血至今 8 个月未愈，并见牙龈过度增生现象。舌淡红，苔薄白，脉细。

中医诊断：妊娠齿衄（阴虚胃热）。

治法：宣散胃热。

处方：藁本 10g，升麻 15g，石膏 15g，菜头肾 15g，10 剂。每日 1 剂，水煎漱口，不拘时。

二诊：2010 年 2 月 27 日。牙龈出血已消失。

按语：《博济方》黑散子治牙疳及宣露，用藁本、升麻、皂角、石膏研末揩齿，微漱存药气。我取其方，舍皂角未用，以菜头肾代之。菜头肾为爵床科植物菜头肾的根或全草，适用于虚火引起的牙龈肿痛出血。

○ 漱口治疗妊娠齿衄 1 周案

初诊：2008 年 7 月 31 日。林某，37 岁。妊娠 103 天，齿衄龈肿 1 周，口苦，食后脘胀。舌稍红，苔薄白，脉滑。

中医诊断：妊娠齿衄（阴虚胃热）。

治法：宣散胃热。

处方：地骨皮 30g，升麻 15g，5 剂。每日 1 就，水煎漱口，不拘时。

二诊：2008 年 9 月 4 日。齿衄已经痊愈。

按语：《本草正》（收录于《张璐医学全书》中）称地骨皮"煎汤漱口止齿血"。《本草纲目》称升麻治疗"牙根浮烂恶臭"。总而言之，两药均针对肺胃热盛的齿衄龈肿。妊娠期间经常出现牙龈增生导致的牙龈出血，可用单味地骨皮煎汤漱口，也可与升麻配伍同用。

14.妊娠咽痛

妊娠咽痛指妊娠期间发生的咽喉疼痛。

○ 含咽治疗妊娠咽痛 3 天案

初诊：2008 年 12 月 8 日。金某，29 岁。妊娠 6 周，咽喉疼痛 3 天。舌淡红，苔薄白，脉细。

中医诊断：妊娠咽痛（阴虚火热）。

治法：清泻虚火。

处方：白薇 20g，水煎 2 次，合约 500mL，含咽喉，不拘时。

二诊：2008 年 12 月 12 日。咽喉疼痛已除。

按语：《广西民族药简编》称白薇"捣烂冲温开水浸泡含咽，治咽喉炎"。我的用药，依据于此。妊娠期间发生咽喉疼痛的机会甚多，对于阴虚有火引起的咽喉疼痛，可以避免内服的方法。采用上述的治疗，避免内服药物导致伤胃。

15.妊娠巩结膜炎

妊娠巩结膜炎指妊娠期间发生的巩结膜炎，属于中医的"妊娠目赤肿痛"。

○ 湿敷治疗妊娠天行赤眼 2 天案

沈某，31 岁。妊娠 4.5 个月，外感热退，咳嗽少痰；双眼结膜炎充血 2 天，疼痛多眵。舌淡红，苔薄白，脉细。

西医诊断：巩结膜炎。中医诊断：妊娠天行赤眼（肝经风热）。

治法：清疏风热。

处方：①秦皮 10g，菊花 10g，夏枯草 10g，炒栀子 10g，炒黄芩 6g，钩藤 12g，瓜蒌皮 10g，白蒺藜 10g，生甘草 5g，3 剂，水煎服。②秦皮 50g，3 剂。每剂水煎 200mL，待凉后湿敷双眼。

湿敷 1 次，巩结膜炎明显减轻。药尽病愈。

按语：《中华本草》转载《外台秘要》"赤眼生翳：秦皮一两，水一升半，煮七合，澄清，日日温洗"。可见，唐代已经有中药洗眼治疗目病的记录。秦皮具有清肝明目之功，既可内服，又可外用。我外用秦皮治疗巩结膜炎多例，颇具疗效。

○ 湿敷治疗妊娠天行赤眼案

初诊：2013 年 1 月 21 日。李某，23 岁。妊娠 70 余日。近日双目充血，疼痛，多眵，流泪。舌淡红，苔薄白，脉细。

西医诊断：巩结膜炎。中医诊断：妊娠天行赤眼（肝经湿热）。

治法：清热泻火。

处方：秦皮 30g，5 剂。每剂水煎 200mL，待凉后湿敷双眼。

二诊：2013 年 1 月 28 日。用药 2 剂，目疾即愈。

按语：除了秦皮水煎湿敷之外，夏枯草也可以水煎湿敷，同样具有良效。

16.妊娠外感

妊娠外感指妊娠期间感受外邪。

○ 熏吸治疗妊娠外感鼻塞 20 周案

初诊：2007 年 11 月 19 日。周某，35 岁。妊娠 20 周，自妊娠之日起即鼻塞、咽痒、目痒反复发作，偶有咳嗽，咯出少量泡沫样白色痰液，无发热、畏风现象。舌淡红，苔薄白，脉滑。

中医诊断：外感风邪（气虚）。

治法：健脾疏风。

处方：炒白术 10g，生黄芪 15g，防风 10g，藿香 6g，蝉蜕 4g，薄荷（后入）5g，荆芥 9g，4 剂。每剂水煎好之后，趁热用鼻熏吸，待药液温时，再服用。

二诊：2007 年 11 月 26 日。除了偶有咳痰之外，其余症状明显好转，舌脉如上。

处方：中药守上方，加白前 10g，续进 4 剂。

按语：肺开窍于鼻，外感均是病毒从呼吸道入侵。最常导致鼻窍阻塞，喷嚏流涕。疏风药物煎剂之蒸气往往带有浓烈的气味，具有良好的挥发性开窍功能，直入鼻窍，通达肺腑，也具有杀灭病毒的功效，有利于外感的治愈。

17.妊娠汗症

妊娠汗症指妊娠期间发生的盗汗或自汗。

○ 敷法治疗妊娠出汗半月案

初诊：1994 年 3 月 5 日。李某，27 岁。孕期近 8 个月，寐中脐下至臀部、大腿大量出汗约半个月，致被褥潮湿，每天均要晾晒。胎动、胎儿发育、胎位均正常。舌红，苔薄白，脉缓滑。

中医诊断：妊娠盗汗（阴虚）。

治法：收敛止汗。

处方：五倍子 30g，研成极细末，凉水调匀，敷脐。

二诊：1994 年 3 月 14 日。敷药之后 2 天，身体出汗消失。

按语：《本草纲目》收录《集灵方》，用五倍子研末，津调填脐中，治疗自汗、盗汗，并称"甚妙"。该方法适用于各种证型的盗汗。

18.妊娠带状疱疹

妊娠带状疱疹指妊娠期间感染带状疱疹病毒所出现的疱疹，会在神经支配区的皮肤形成成簇丘疱疹和水疱等皮疹，发生在单侧身体并带有严重神经痛。

○ 湿敷治疗妊娠期带状疱疹案

初诊：杨某，25岁。孕近6个月，右侧颈项部出现带状疱疹疼痛4天。舌淡红，苔薄白，脉滑。

西医诊断：带状疱疹。中医诊断：妊娠蛇串疮（热毒）。

治法：清热解毒。

处方：大青叶20g，龙胆15g，5剂。水煎500mL，纱布浸后，湿敷。

二诊：局部疼痛好转。

处方：中药守上方，5剂，用法同上。

三诊：病损部结痂，疼痛轻微，瘙痒。经治疗痊愈（图6-2）。

按语：带状疱疹病毒与水痘病毒是同一病毒，系由水痘－带状疱疹病毒感染所致。病毒侵犯神经节及皮肤，以沿一支或多支周围感觉神经根分布的群集疱疹及神经性疼痛为特征，妊娠期发病率为1～7/10000。带状疱疹的治疗比较棘手，尤其是妊娠期间，西医通常使用抗病毒及止痛药物治疗，而这些药物为妊娠期禁用药物。大青叶提取物可以抑制已经进入细胞中的单纯疱疹病毒Ⅱ型的复制和增殖，龙胆的抗病毒作用主要体现在治疗带状疱疹病证中，两药局部合用，药物浓度又很高，往往取得比口服药物更好的效果。

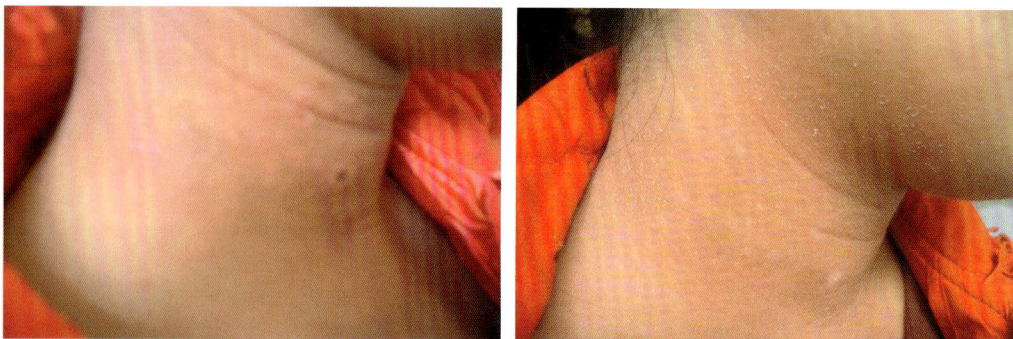

● 图 6-2　患者治疗前后局部对照

○ 坐浴、湿敷治疗妊娠期带状疱疹案

初诊：2023 年 4 月 1 日。陈某，32 岁。因"妊娠尾骶部出现带状疱疹 5 天"就诊。

患者孕 19 周，5 天前尾骶部突发疱疹，瘙痒甚，伴灼热感、刺痛感，未破溃。今前往某医院皮肤科就诊，诊断为"带状疱疹"，予莫匹罗星胶囊、维生素 B 片、炉甘石洗剂治疗。患者既往有荨麻疹发作病史，今荨麻疹再次发作，瘙痒甚，皮肤抓后呈现片状泛红。因妊娠，上述西药未用。

西医诊断：妊娠期带状疱疹。中医诊断：妊娠蛇串疮（热毒）。

治法：清热解毒。

处方：龙胆 20g，野菊花 30g，金银花 20g，苦参 20g，7 剂。每日 1 剂，水煎 3 次，合药液约 1000mL，待温后先坐浴，再湿敷。

二诊：2023 年 4 月 8 日。尾骶部带状疱疹明显消退，部分疹子已结痂，零星散发新的疱疹，偶有瘙痒，已无刺痛感；近日荨麻疹复发，瘙痒甚，皮肤抓后呈现片状泛红（图 6-3）。

处方：①葛根汤加味。葛根 15g，桂枝 6g，炒白芍 6g，炙甘草 6g，蜜麻黄 5g，防风 9g，牛蒡子 10g，7 剂，水煎服。②中药守上方，5 剂。每日 1 剂，水煎 3 次，合药液约 1000mL，待温后先坐浴，再湿敷。

按语：外洗方中，关于药物抑制病毒的研究，龙胆参见"湿敷治疗妊娠期带状疱疹案"内容，野菊花参见"湿敷治疗妊娠唇部疱疹案"内容，金银花多糖对单纯疱疹病毒具有抑制作用，苦参是清热渗湿以治疗皮肤诸疾的良药，多药合用，疗效尤佳。

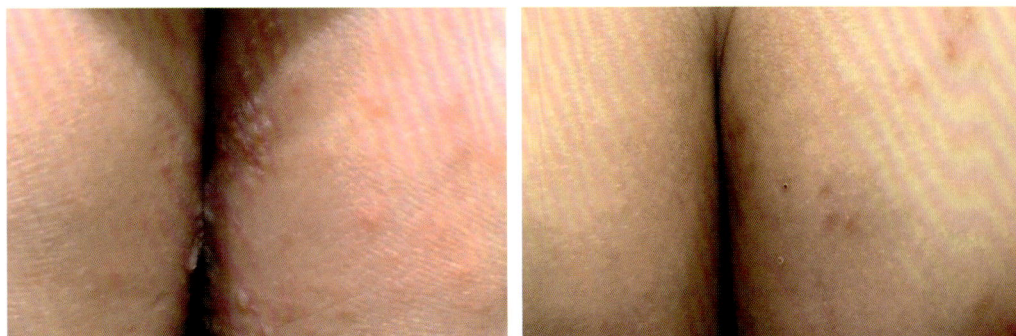

● 图6-3　患者治疗前后局部对照

19.妊娠头皮瘙痒

妊娠头皮瘙痒指妊娠期间出现以头皮瘙痒为主要表现的症状。

○ 沐头治疗妊娠头皮瘙痒 3 个月案

初诊：2021 年 1 月 21 日。沈某，34 岁。早期妊娠，头皮瘙痒 3 个月，必须隔日洗头一次，头屑不多。舌淡红，苔薄白，脉细。

中医诊断：头皮瘙痒（风热）。

治法：清热疏风。

处方：桑叶 50g，4 剂。每剂水煎 3 次，合药液 1500mL，温后沐头。

二诊：2021 年 1 月 25 日。药液沐头之后，头皮瘙痒消失。

按语：《黄绳武妇科经验集》云："桑叶入肾经，过去妇女用桑叶洗头……所以用桑叶一味可达到扶正祛邪的目的。"桑叶既可以清热，又可以疏风，头皮瘙痒为风热所致，故洗头可以止痒。

20.妊娠全身过敏性皮炎

妊娠全身过敏性皮炎指妊娠期间由过敏原引起的皮肤病，主要是指人体接触到某些过敏原而引起皮肤红肿、发痒、风团、脱皮等皮肤病证。

○ 外洗治疗妊娠全身过敏性皮炎 11 天案

初诊：2010 年 7 月 31 日。姚某，33 岁。电视台节目主持人。妊娠 5 个月余，外出海岛做节目，吃海鲜、晒太阳后，全身皮肤瘙痒起红疹，面部肿胀 11 天，经治疗未见效果。舌淡红，苔薄腻，脉濡。

治法：祛风清利湿热。

处方：①三仁汤加味。杏仁 10g，蔻仁（杵冲）5g，薏苡仁 20g，半夏 10g，厚朴 6g，通草 5g，竹叶 10g，滑石 12g，蝉蜕 5g，白鲜皮 10g，地肤子 10g，乌梢蛇 10g，苦参 10g，炒黄柏 6g，苍术 10g，3 剂，水煎服。②紫草 30g，连翘 30g，苦参 50g，3 剂。每日 1 剂，水煎 3 次，合药液约 l500mL；凉后，外洗皮肤，不拘次数。

二诊：2010 年 8 月 3 日。全身瘙痒减轻，但上肢水肿、灼热明显。舌淡红，苔薄白，脉细。

治法：祛风清利湿热。

处方：①白鲜皮 15g，地肤子 12g，忍冬藤 15g，赤小豆 15g，防己 6g，生薏苡仁 20g，冬瓜皮 30g，茯苓皮 30g，通草 5g，乌梢蛇 10g，苦参 10g，3 剂，水煎服。②外洗方加蚕沙 30g，3 剂。每日 1 剂，水煎 3 次，合药液约 1500mL；凉后，外洗皮肤，不拘次数。

三诊：2010 年 8 月 6 日。皮疹减轻，舌脉如上。

处方：①中药守上方加桑枝 10g，5 剂，水煎服。②外洗方加桑枝 30g，5 剂。每日 1 剂，水煎 3 次，合药液约 1500mL；凉后，外洗皮肤，不拘次数。

四诊：2010 年 8 月 11 日。皮疹继续减退，开始脱屑，上肢水肿消退比较明显，舌脉如上。

处方：①中药守 8 月 3 日方去通草，加土茯苓 15g，炒黄柏 5g，7 剂，水煎服。②紫草 30g，苦参 50g，白鲜皮 30g，地肤子 30g，7 剂。每日 1 剂，水煎 3 次，合药液约 1500mL；凉后，外洗皮肤，不拘次数。

五诊：2010 年 8 月 16 日。手足水肿消退。食蛋黄后，手足瘙痒加剧，舌脉如上。

治法：祛风清利湿热。

处方：①麻黄连轺赤小豆汤加味。麻黄 6g，连翘 10g，赤小豆 20g，桑白皮 10g，杏仁 10g，生甘草 5g，白鲜皮 15g，地肤子 15g，蝉蜕 5g，乌梢蛇 10g，苦参 10g，防己 6g，紫草 10g，7 剂，水煎服。②苍耳子 30g，蚕沙 30g，苦参 50g，白鲜皮 50g，地肤子 50g，7 剂。每日 1 剂，水煎 3 次，合药液约 1500mL；凉后，外洗皮肤，不拘次数。

六诊：2010 年 8 月 23 日。手足皮疹明显消退，瘙痒减轻，皮屑减少（图 6-4），寐浅，纳稍欠。舌淡红，苔薄白，脉细滑。

处方：①中药守上方加夜交藤 15g，鸡内金 6g，5 剂，水煎口服。②外洗药同上，5 剂。每日 1 剂，水煎 3 次，合药液约 1500mL，凉后外洗皮肤，不拘次数。

按语：《现代实用中药》记载紫草"为皮肤病，湿疹，恶疮，汤火伤及切伤等之外用药"；《本草纲目》称连翘"诸痛痒疮疡皆属心火，故为十二经疮家圣药"，对于疮痒充血的皮肤病，应该选用连翘；《滇南本草》称苦参"疗皮肤瘙痒，血风癣疮"；《中华本草》称蚕沙治"风疹瘙痒"；白鲜皮、地肤了则是治疗皮肤瘙痒的特殊药对。妊娠全身过敏性皮炎的治疗，内服结合外用，起到了十分重要的作用。

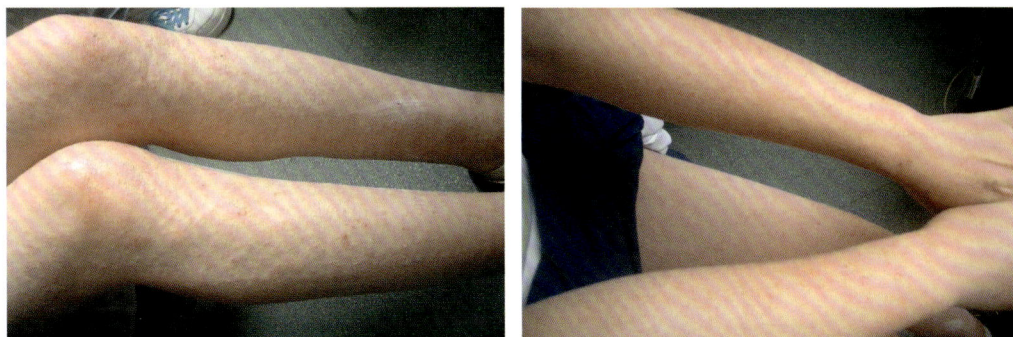

治疗前

● 图 6-4（1） 患者治疗前后局部对照

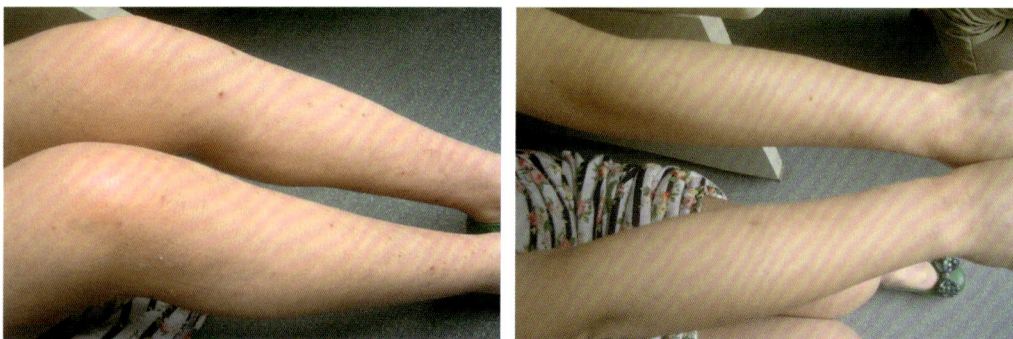

治疗后

● 图 6-4（2） 患者治疗前后局部对照

21.妊娠湿疹

妊娠湿疹指发生于妊娠期间的一种炎症性皮肤病，具有病程长、瘙痒的特点。湿疹的症状包括红斑、水肿、瘙痒和皮疹。

○ 涂抹治疗妊娠湿疹 10 天案

初诊：2022 年 5 月 20 日。王某，34 岁。孕 24 周，因"双下肢瘙痒 10 余日"就诊。

患者近 10 余日双下肢皮疹，渗出，瘙痒明显。夜间瘙痒加剧，影响睡眠。纳可，大便稍难、日解 1 次。舌淡红，苔薄白，脉滑。

中医诊断：妊娠湿疮。

治法：清热解毒，凉血止痒。

处方：①三仁汤合三妙丸加味。杏仁 10g，蔻仁（杵冲）5g，薏苡仁 20g，半夏 10g，厚朴 6g，通草 5g，竹叶 10g，滑石 12g，炒黄柏 6g，苍术 10g，白鲜皮 10g，地肤子 10g，乌梢蛇 10g，5 剂，水煎服。②青黛 5g，马齿苋 40g。共研细末，与麻油混合，涂抹于患处。

二诊：2022 年 5 月 25 日。下肢瘙痒稍减，舌脉如上。

处方：①中药守上方加减，5剂，水煎服。②青黛15g，马齿苋40g，用法同上。

三诊：2022年5月30日。皮疹减轻，渗液明显减少，瘙痒减轻。便秘，胸闷，心率110～120次/分。舌脉如上。

处方：①中药守上方加味，7剂，水煎服。②青黛15g，马齿苋40g，用法同上。

四诊：2022年6月13日。无殊，舌脉如上。

处方：①中药守上方加减，7剂，水煎服。②青黛15g，马齿苋40g，用法同上。

五诊：2022年6月20日。身痒明显减轻，无渗液，舌脉如上。

处方：①中药守上方，7剂，水煎服。②青黛15g，马齿苋40g，用法同上。

用药之后，患者已无瘙痒，无渗液，下肢湿疹痊愈。

按语：《本草纲目》记载"有一妇人患脐下腹上，下连二阴，遍生湿疮，状如马爪疮，他处并无，热痒而痛……以马齿苋四两杵烂，入青黛一两再研，匀涂之。即时热减，痛痒皆去"。该药对是中医皮肤科中的珍品。

22.妊娠瘾疹

妊娠瘾疹指妊娠期间发生的荨麻疹，是一种由肥大细胞活化导致肌肤、黏膜小血管扩张、渗透性增加而引起的皮肤病。

○ 外洗治疗妊娠期荨麻疹10天会诊案

侯某，29岁。因先兆流产于本院住院保胎，既往有1次不良妊娠史（2016年5月孕3个月稽留流产行清宫术1次）。

2017年8月16日。B超检查示宫内早孕约7⁻周；子宫动脉阻力指数：双侧子宫动脉舒张期血流反向，左侧RI1.04，右侧RI1.07。予口服地屈孕酮片、肌注黄体酮针、皮下注射0.4mL低分子量肝素钙针每12小时一针、静脉滴注生脉针组、口服中药等保胎治疗。

2017年9月6日。腹部瘙痒不适，检查发现局部红肿及硬结，考虑皮下注射低分子量肝素钙引起不适，停生脉针组治疗，改 0.4mL 低分子肝素钙针每 16 小时一针，并予清热利湿止痒中药水煎外洗。

处方：蛇床子 20g，板蓝根 20g，蝉蜕 15g，土茯苓 20g，苍耳子 15g，鱼腥草 20g，蒲公英 20g，白鲜皮 20g，苦参 20g，3 剂，水煎服。

2017 年 9 月 7 日。患者腰部及腹部瘙痒不适加重，皮色微红，皮温升高；伴有皮疹突起（高出皮肤），边界清楚，体温正常，查肝功能正常。医嘱予 50% 葡萄糖针 20mL+10% 葡萄糖酸钙针 10mL 立即静推，以及静滴 5% 葡萄糖 250mL+ 维生素 C 针 2.0，每天 1 次的抗过敏治疗；并禁止患者搔抓，避免感染。局部涂炉甘石洗剂。

2017 年 9 月 8 日。患者皮肤瘙痒未见缓解，影响睡眠，局部皮温偏高。考虑荨麻疹发作，予清热凉血、疏风止痒中药口服。

处方：地肤子 10g，白鲜皮 10g，荆芥 9g，防风 10g，甘草 5g，连翘 10g，苎麻根 15g，生地黄 10g，金银花 10g，黄芩 10g，生白芍 10g，4 剂。

2017 年 9 月 9 日。患者腰、腹部瘙痒仍存，皮色微红，皮温升高；伴有皮疹突起（高出皮肤），边界清楚，患者体温正常，查肝功能正常。医嘱予 50%GS20mL+10% 葡萄糖酸钙针 10mL 静推抗过敏治疗。

2017 年 9 月 12 日。B 超检查：宫内早孕，约 10 周；子宫动脉阻力指数：左侧 RI0.88，右侧 RI0.87。

2017 年 9 月 13 日。患者腰、腹部瘙痒仍存，夜间显著，影响睡眠。停止肝素钙针注射。

2017 年 9 月 15 日。患者诉周身瘙痒不适，夜间显著，身冷、无汗。舌淡红，苔薄白，脉细滑。

因患者发疹持续发作经治未有好转，请求会诊。

会诊记录：

会诊一：2017 年 9 月 15 日。病史已悉，要求电话会诊、开方。

西医诊断：荨麻疹。中医诊断：妊娠瘾疹（风邪客表）。

治法：解肌疏风，和血止痒。

处方：①葛根汤加味。葛根 12g，桂枝 6g，炙甘草 6g，炙麻黄 6g，炒白芍 6g，生姜 5 片，红枣 6 个，蕲蛇 10g，白蒺藜 10g，3 剂，水煎服。②中药外洗方和血止痒。益母草 100g，分三份。每份煎 3 次，合药液 1500mL，温时擦洗肌肤。

会诊二：2017 年 9 月 18 日。治疗第二天，肌肤瘙痒较前好转。今身痒减轻，可以入眠，腰背部、腹部及双膝部仍可见丘疹，边界清楚。舌淡红，苔薄白，脉细滑。

处方：①中药守上方加僵蚕 10g，3 剂，水煎服。②益母草 100g 分三份，每份煎 3 次，合药液 1500mL，温时擦洗肌肤。

会诊三：2017 年 9 月 21 日。9 月 20 日瘙痒明显减轻，仅臀部出现丘疹，睡眠可。今两侧少腹或阵痛，矢气。舌脉如上。中药守上方加赤小豆 15g，5 剂，水煎服。

2017 年 9 月 26 日 B 超检查：中期妊娠约 12 周，颈项透明层厚度（NT）1.7mm；子宫动脉阻力指数：左侧 RI0.75，右侧 RI0.79。中药守上方，5 剂，水煎服。

2017 年 9 月 30 日，患者周身瘙痒消失，予以出院。

按语：妊娠瘾疹原本并非疑难疾病，但辨证不准，用药不对，仍然成为屡治乏效的疾病。该案病房医生辨证为风热，我辨证是风邪，故内服方剂不同；病房外洗用清热利湿止痒药物，我则选用和血止痒药物，用药亦异。《神农本草经》称益母草"主瘾疹痒，可作汤浴"。古代有"治风先治血，血行风自灭"之说。我运用益母草，有本于此。

23.妊娠性瘙痒症

妊娠性瘙痒症是一种发生于妊娠妇女的仅有皮肤瘙痒而无原发性皮损的皮肤病，属于瘙痒症的范畴。

○外洗治疗妊娠皮肤瘙痒 3 天案

初诊：2016 年 11 月 5 日。王某，27 岁。因"孕 16 周，右侧腹部皮肤瘙痒伴见红疹 3 天"就诊。平素喜甘食，偶有恶心，口淡。无发热，寒战。无头晕眼花，眼睑皮肤无发黄。纳寐可，二便调。总胆汁酸指标在正常范围。血常规基本正常。舌淡红，苔薄黄，脉滑数。

西医诊断：妊娠合并皮肤瘙痒症。中医诊断：妊娠瘙痒（湿热郁滞）。

治法：清热燥湿，解毒。

处方：苦参 20g，益母草 20g，5 剂。每剂煎 3 次，合药液 1500mL，温时擦洗肌肤。

二诊：2016 年 11 月 10 日。皮疹消退，瘙痒已除（图 6-5）。

按语：妊娠合并皮肤瘙痒症是比较常见的疾病，有的病情比较顽固，影响孕妇的生活。局部药物的外用，解除了患者服药的痛苦，消除了内服药物影响胎儿的顾虑，也提高了疗效。苦参是中药中常用来治疗皮肤瘙痒的药物，益母草参见"外洗治疗妊娠期荨麻疹 10 天会诊案"。

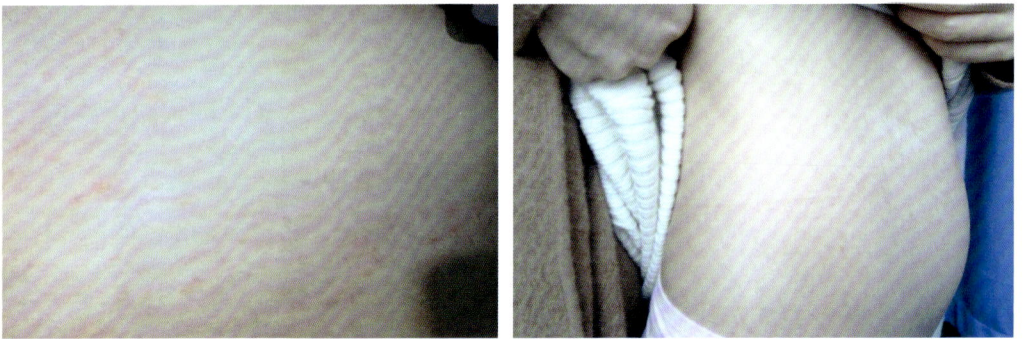

● 图 6-5　患者治疗前后局部对照

○ 外洗治疗妊娠皮肤瘙痒 1 个月案

初诊：2016 年 9 月 27 日。周某，33 岁。妊娠 9 周，皮肤瘙痒出现红疹 1 个月余，开始出现腰腹部散在皮疹，偶伴瘙痒；近 2 天四肢内侧皮肤出现片状红疹、瘙痒，搔抓后红疹明显高出皮肤。孕 40 天时出现恶心呕吐，现每天需输液维持。夜寐可，二便调。2016 年 9 月 20 日 B 超提示宫内早孕。既往否认有荨麻疹病史。生育史 1-0-2-1。舌淡红，苔薄白，脉细滑。

中医诊断：妊娠痒疹（风热）。

治法：清热，祛风，止痒。

处方：蚕沙 30g，益母草 30g，蛇床子 30g，苦参 30g，3 剂。每日 1 剂，水煎 3 次后，混合药液约 1500mL，凉后局部外洗。

二诊：2016 年 9 月 30 日。用药后皮疹、瘙痒明显减轻。舌脉如上。

处方：守上方，7 剂，继续外洗。

按语：《名医别录》称蚕沙主"风痹，瘾疹"；益母草参见"外洗治疗妊娠期荨麻疹 10 天会诊案"；蛇床子、苦参更是治疗皮肤瘙痒的珍品。

24.妊娠癣病

妊娠癣病指妊娠期间发生于表皮、毛发、指（趾）甲的浅部真菌性皮肤病。

○ 涂抹治疗妊娠体癣 1 个月案

初诊：2009 年 10 月 27 日。赖某，27 岁。妊娠 5 个多月，左手前臂及两腿出现体癣瘙痒 1 个月，体癣直径约 1cm 大小，局部边缘高起充血，中间出现皮屑。不敢轻易使用西药。

西医诊断：中期妊娠，体癣。

处方：苦楝皮 45g，水煎 2 次，浓缩药液成 150mL，棉花签蘸涂局部，不拘次数。

用药 1 周，皮损边缘变平，充血、瘙痒消退。

按语：苦楝皮参见"涂抹治疗阴癣 1 个月案"内容。

○ 涂抹治疗妊娠体癣案

胡某，27 岁。妊娠 40 天，手臂及下肢发现体癣 3 处。

西医诊断：体癣。

处方：川楝子（杵碎）60g，7 剂。每剂水煎成 150mL，棉签蘸涂局部，不拘次数。

二诊体癣已除。

按语：通过体外实验研究发现，川楝子的水提物对堇色毛菌、奥杜盎氏小孢子菌、白色念珠菌有抑制作用。许多抗真菌的西药在妊娠期间不宜使用，因为对胎儿可能产生不良影响；选用内服中药，疗效不确切。局部外用抗真菌中药，既避免了对胎儿的损伤，又提高了治疗效果，非常可取。

○ 涂抹治疗妊娠阴癣 1 个月案

单某，22 岁。妊娠 2 个多月，发现阴癣瘙痒 1 个月。

中医诊断：阴癣（热郁虫蚀）。

治法：清热杀虫止痒。

处方：苦楝皮 60g，水煎 2 次，浓缩成 150mL，涂抹局部，不拘次数。

用药 1 周后，皮损边缘变平，充血、瘙痒消失。

按语：苦楝皮参见"涂抹治疗阴癣 1 个月案"。

25.妊娠便秘

妊娠便秘指妊娠期间出现以大便秘结为主要表现的妊娠疾病。

○ 塞肛治疗妊娠便秘 3 个月案

初诊：2021 年 1 月 15 日。王某，28 岁。因"妊娠 12 周，排便困难 3 个月，加重 1 周"就诊。患者孕 12 周，孕前排便规律，大便顺畅，自妊娠起出现大便秘结，1～2 日 1 次，食用水果等方法均无法改善。近 1 周便秘加重，2 日 1 次，大便干燥，呈颗粒羊屎状，无痔疮，无肛裂，无便血。1 周前 B 超检查提示宫内早孕，单活胎（如孕 12 周）。舌淡红，苔薄白，脉细。

中医诊断：妊娠便秘（热结津亏）。

治法：润燥通便。

处方：蜜煎导塞肛。用时患者取侧卧位，将其纳入肛门。每日1次，7天为1个疗程。

具体做法：在不锈钢或搪瓷锅中滴入少许香油，小火加热后将30mL蜂蜜放入，小火煎，不断搅动勿焦，待煎为饴状焦糖色，停止加热，待稍冷不烫手时，趁热捻作栓，两头尖，粗细如竹筷，长约3cm，呈枣核状，冷却待用。

二诊：2021年1月21日。大便已正常，排便顺畅，呈条状，每日1次。嘱其蜜煎导栓必要时备用。

按语：蜜煎导出自《伤寒论》，治疗"阳明病，自汗出。若发汗，小便自利者，此为津液内竭，虽硬不可攻之；当须自欲大便，宜蜜煎导而通之"。蜜煎导是毫无不良反应、疗效甚佳的治疗肠燥便秘的方剂，真佩服中国古人的智慧，它简便验廉，十分值得推广。

26.妊娠肛裂

妊娠肛裂指妊娠期间消化道出口从齿状线到肛缘这段最窄的肛管组织表面裂开，形成小溃疡，方向与肛管纵轴平行，呈梭形或椭圆形，常引起肛周剧痛和便血。

○ 坐浴治疗妊娠肛裂便血案

初诊：2009年6月9日。方某，28岁。妊娠43天，肛门裂疼痛便血。舌淡红，苔薄白，脉细。

西医诊断：早孕，肛裂。

治法：清热解毒。

处方：鱼腥草60g，3剂。每剂加水1000mL，煎取500mL，连煎3次，合药液坐浴，每次15分钟，不拘次数。

二诊：2009年6月9日。肛门裂疼痛便血已除。

按语：《本草纲目》记载"痔疮肿痛，鱼腥草一握，煎汤熏洗，仍以草挹痔即愈"。妊娠肛裂出血，大都由于肠热下移，大便秘结引起。肛裂便血，又因为便秘所致。用清热解毒的鱼腥草坐浴，可以解决肛裂疼痛便血问题。但解决便秘则是防止复发的关键。

27.妊娠痔疾

妊娠痔疾指妊娠期间由于肛管或直肠下端静脉丛充血或瘀血并肿大导致的肛肠病。痔疮可分为外痔、内痔和混合痔，常见症状有便秘、疼痛和便血。

○ 坐浴治疗妊娠痔疮肿痛 1 周案

初诊：2010 年 1 月 28 日。张某，38 岁。妊娠晚期，外痔水肿疼痛 1 周，大便秘结难解。舌淡红，苔薄白，脉细。

中医诊断：妊娠痔疮（血热风郁）。

治法：清热疏风。

处方：菝葜 60g，苏叶 50g，4 剂。每剂水煎 3 次，合药液 1500mL，待温后坐浴。

二诊：2010 年 2 月 3 日。坐浴 1 次，外痔消失（图 6-6）。

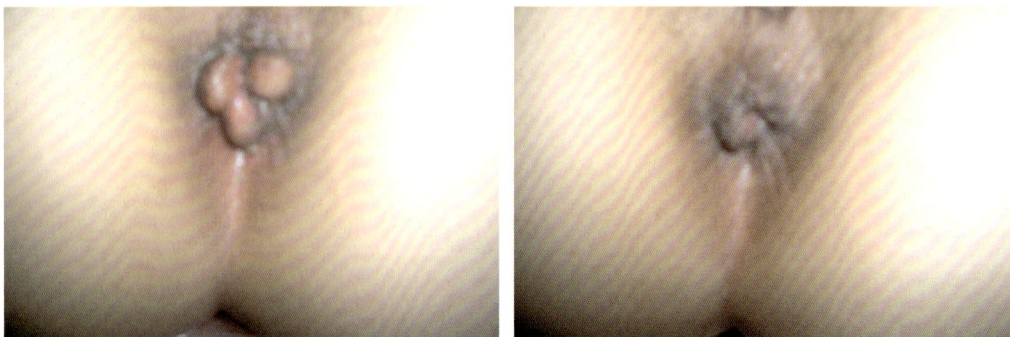

● 图 6-6　患者治疗前后局部对照

按语：妊娠，尤其是妊娠晚期，容易引起痔疮的发生和加重，这与直肠的静脉回流不良有关。《重庆草药》记载用菝葜配伍其他药物水煎内服，治疗大肠热毒引起的痔疮。《履巉岩本草》记载紫苏"疗痔疾，煎汤洗之"。两药合用，效果叠加，其效如神。

○ 坐浴治疗妊娠痔疮出血5天案

初诊：2010年1月12日。张某，33岁。妊娠70天，大便时痔疮出血5天。舌淡红，苔薄白，脉细。

中医诊断：早孕，痔疮（血热）。

治法：清热止血。

处方：夜交藤60g，3剂。每剂水煎3次，合药液约1500mL；凉后坐浴，每次15分钟，不拘次数。

二诊：2010年1月15日。大便痔疮出血消失。

按语：《本草纲目》称夜交藤"风疮疥癣作痒，煎汤洗浴，甚效"。《广西民间常用草药》记载，用夜交藤与其他药物配伍水煎外洗，可以治疗痔疮肿痛。可见夜交藤是一味外用治病的良药，而非专门用于治疗失眠的药物。

○ 湿敷治疗妊娠痔疮肿痛出血半月案

初诊：2007年2月15日。邵某，28岁。妊娠近6个月，外痔肿痛如豌豆大，局部渗血渗液半月，苦不堪言，大便如常。舌淡红，苔薄白，脉滑。

中医诊断：妊娠痔疮（火热）。

治法：清热泻火消肿。

处方：调胃承气汤加味。大黄10g，玄明粉（冲）10g，生甘草10g，槐花20g，7剂。每剂水煎，纱布浸药液，凉后局部湿敷，不拘时。

治疗后电话随访，外痔肿痛、渗血渗液现象依次消除。视此药为珍宝备用。

按语：痔疮大都属于肠中火热下迫所致，尤其多见于妊娠中后期。调胃承气汤具有清泻胃肠之火的功效，其中的玄明粉外用消肿的能力尤强；《本草便读》说槐花"治肠风痔漏之外，兼治崩带下血。由于下焦血分有热者，皆可用之"。以辨证论治之调胃承气汤外用，治疗妊娠痔肿出血，前人未见。加槐花之后，疗效绝佳。

28.妊娠滴虫性阴道炎

妊娠滴虫性阴道炎指妊娠期间发生的滴虫性阴道炎，由阴道毛滴虫引起。临床上寄生在阴道内的滴虫能消耗阴道内的糖原，改变阴道的酸碱度，破坏防御机制，容易继发感染。

○ 塞阴治疗妊娠滴虫性阴道炎

会诊一：2022 年 8 月 19 日。余某，30 岁。停经 90 天，因"严重阴道感染，阴道出血 1 个月余未净伴腹痛腰酸"，主管医生视为棘手，故请求会诊。

8 月 15 日入院至今对症治疗效不佳，其中相关辅助检查为 2022 年 8 月 16 日血常规：白细胞 10.93×10^9/L[正常值（$3.5 \sim 9.5$）$\times 10^9$/L]，淋巴细胞 15.4%（正常值 20% $\sim$ 50%），中性粒细胞数 7.98×10^9/L[正常值（$1.8 \sim 6.3$）$\times 10^9$/L]。白带常规检查：清洁度 Ⅳ，白细胞（＋）↑，上皮细胞（2+）↑；白带镜检：真菌（－），阴道滴虫（＋），妊娠之前曾有过阴道滴虫感染史。线索细胞（＋）。2022 年 8 月 17 日 B 超提示：纵隔子宫可能；偏右侧宫内早孕（约 10 周）；宫腔下端至宫颈内口处异常回声，大小 32mm×13mm×38mm 的子宫内膜息肉？ 2022 年 8 月 18 日阴道分泌物微生物培养：解脲支原体阳性（$\geqslant 10^4$ccu/mL），人型支原体阳性（$\geqslant 10^4$ccu/mL）；阿奇霉素：中度敏感。尿液培养（住院）：培养检出多种革兰阳性、革兰阴性菌混合生长。8 月 19 $\sim$ 26 日，甲硝唑阴道上药。入院后至 8 月 25 日，患者阴道出血仍未止，时多时少，呈粉红色至暗红色黏液状；8 月 25 日至 9 月 8 日阿奇霉素针 0.5g，每日 1 次，静脉滴注治疗支原体感染；9 月 8 日白带常规检查：清洁度 Ⅳ，白细胞(3+)↑，上皮细胞（＋）↑，阴道滴虫（＋）。9 月 10 日阴道分泌物微生物培养：解脲支原体

$\geqslant 10^4$ccu/mL，阿奇霉素敏感。

今阴道出血量较多，色红，夹带。腰或酸，身冷出汗。便软，难解。纳可。舌淡红，苔薄白，脉软。

治法：清热解毒，止血安胎。

处方：黄连解毒汤加味。川连 3g，炒黄柏 5g，黄芩炭 10g，炒栀子 10g，草薢 10g，地榆 20g，槐花 20g，阿胶（烊冲）10g，炮姜 5g，苎麻根 20g，3 剂，水煎服。

会诊二：2022 年 8 月 22 日。阴道出血减少，无带下，寐可。无腰酸，无身冷，出汗消失。舌淡红，苔薄白，脉细滑。

处方：中药守上方加墨旱莲 20g，4 剂，水煎服。

会诊三：2022 年 8 月 26 日。宫内息肉脱至宫颈口。舌脉如上。

处方：黄连解毒汤合白头翁加甘草阿胶汤加味。黄芩炭 10g，黄连 3g，炒黄柏 5g，炒栀子 10g，地榆炭 20g，槐花 20g，苎麻根 30g，白头翁 15g，秦皮 10g，阿胶（烊冲）10g，炮姜 5g，炙甘草 6g，3 剂，水煎服。

会诊四：2022 年 8 月 29 日。阴道出血未净，或觉腰酸，纳可。舌脉如上。

处方：炒栀子 10g，地榆炭 20g，槐花 20g，贯众炭 20g，苎麻根 30g，侧柏叶 10g，阿胶（烊冲）10g，海螵蛸 20g，草薢 10g，黄芩炭 10g，防风 10g，荆芥炭 10g，生黄芪 12g，4 剂，水煎服。

会诊五：2022 年 9 月 2 日。阴道出血减半，有异味，胃脘或不适。舌脉如上。

处方：中药守上方去炒栀子，加防风 12g，苍术 10g，3 剂，水煎服。

会诊六：2022 年 9 月 5 日。症如上，舌脉如上。

处方：中药守上方加葛根 12g，4 剂，水煎服。

会诊七：2022 年 9 月 9 日。息肉自行脱落。阴道出血已净。9 月 8 日白带常规：清洁度 Ⅳ，白细胞（3+）↑，上皮细胞（1+）↑，阴道滴虫（+）。舌脉如上。

处方：①中药守上方，5 剂，水煎服。 ②白头翁 30g，5 剂，水煎，蘸带线棉球塞阴道。

2022 年 9 月 10 日，阴道分泌物微生物培养：解脲支原体 $\geqslant 10^4$ccu/mL 阿奇霉素敏感。

2022年9月13日，白带常规检查：清洁度 Ⅲ，白细胞（＋）↑，上皮细胞（2+）↑，真菌（－），阴道滴虫（－），线索细胞（－）。

患者2022年9月15日平安出院。

按语：妊娠期间出现滴虫性阴道炎，虽然经过专门药物甲硝唑的使用，但无效。《现代中药药理与临床》记载，白头翁对阴道滴虫有明显杀灭作用。于是采用白头翁水煎，蘸带线棉球塞阴道。在阴道内使用带药水的棉球，可以使药水进入阴道皱襞之间，保留时间延长，以利于阴道滴虫的杀灭。

七

·

产后病

1.产后高热口噤

○ 针刺治疗产后高热口噤案

1975年9月7日。高某。产后10多天，高热近24小时；里急后重，日解4次，大便中夹杂白色黏性物质；数日前曾有尿痛、咳嗽，今已消除。某医院投给磺胺类药物、解热类药物，腹痛稍有缓解，但身热未退，体温高达40.5℃；之后发生痉厥，出现口噤，四肢拘急现象。前医予以注射安痛定针、异丙嗪针，痉厥未除。

检查体温38.9℃，脉搏124次/分，洪数有力，颈项无强直，无呕吐，呼吸音弱，右肺底可及支气管肺泡呼吸音，右侧胸廓语颤增强，肾区叩击痛轻微，腹部未触及肿块，无固定性压痛，腹肌平软，肠鸣音亢进。口噤2小时未开，取来一个4cm宽竹片插入牙缝，撬开，神志开始清楚，但情绪十分紧张。

拟诊：细菌性痢疾，肺部感染。

治法：急者宜治标。

处方：患者口中仍然咬着竹片未能松开，用手指点掐两侧颊车穴、下关穴，再针刺上述穴位，采用泻法。针合谷穴，采用泻法，强刺激。

10 余分钟后，吩咐患者张口，只见开阖如常。

患者续说胸闷，取膻中穴针刺，胸闷随解。

再用抗生素抗炎治疗，患者最终康复。

按语：产后口噤，由于高热引起细菌性痢疾、肺部感染。痉厥不解除，容易出现许多其他的意外。急者治标，针刺是最佳的选择。用竹片插入、撬开牙缝，不使其咬伤舌头。颊车穴、下关穴归属阳明胃经，主治口噤、牙关脱臼；合谷穴归属阳明大肠经，主治中风口噤。点掐、针刺上述穴位之后，口噤松解，开阖如常，然后对病施治。

2.产后恶露不绝

产后恶露不绝指以恶露持续 3 周以上仍淋漓不净为主要表现的产后疾病。

○ 隔盐灸治疗胎物残留清宫术后出血不止 2 个月案

初诊：2002 年 11 月 26 日。李某，39 岁。患者以往月经正常，月经周期 30 天，经期 5 天。生育史：1-0-4-1。因肝脏发现占位性病变，进行介入疗法，肿块已经消失。今年 4 月、7 月各药物流产 1 次，持续性阴道中等量出血两个半月，在外院服用调经、止血、抗炎西药及妇康片。服药至 20 天后，出血方止。11 月 12 日 B 超检查：宫内回声紊乱，见 6mm×8mm 偏强回声光团，子宫后壁肌层内见 25mm×28mm×32mm 低回声团，即行诊刮术。病理报告结果：胎盘组织中有部分组织坏变；子宫内膜息肉，局部见淋巴细胞浸润。刮宫术后血止，11 月 15 日阴道又出血，经用泰能、菌必治、立血止，阴道出血仍较多。11 月 26 日检查：血 HCG < 2IU/L。腰部酸痛，面色不华，无力。舌淡红，苔薄白，脉细。

中医诊断：恶露不绝（气虚湿热）。

治法：益气升提，清热止血。

处方：党参 20g，炙黄芪 12g，升麻 6g，阿胶（烊冲）10g，荆芥炭 10g，山茱萸 20g，仙鹤草 30g，血余炭 10g，侧柏炭 10g，贯众炭 30g，重楼 12g，椿根皮 15g，3 剂，水煎服。

隔盐艾炷灸神阙穴，每日 5 壮。

二诊：2002 年 11 月 28 日。昨晚阴道出血已净，今晨少量出血，小腹胀痛。舌淡红，苔薄白，脉细。

处方：①守上方，加地榆 20g，槐花 20g，2 剂，水煎服。②裸花紫珠片，每次 2 片，每日 3 次，吞服。③隔盐艾炷灸神阙穴，每日 5 壮。

三诊：2002 年 12 月 2 日。阴道出血已净 3 天，带下如水。舌脉如上。

妇科检查：外阴无殊，阴道通畅；宫颈光滑，宫体后位、大小正常、活动、质地中等、有压痛；两侧附件压痛。

中医诊断：带下（湿热脾虚）。

西医诊断：慢性盆腔炎性疾病后遗症。

治法：健脾清湿热。

处方：草薢 12g，土茯苓 12g，椿根皮 15g，茵陈 12g，炒栀子 10g，大蓟 15g，小蓟 15g，鱼腥草 15g，蒲公英 12g，薏苡仁 20g，苍术 10g，贯众 15g，白术 10g，5 剂，水煎服。

按语：胎物残留清宫术后，阴道出血不止，西医学往往归咎于子宫收缩不良。神阙属于任脉，是元气归脏之根，盐味咸入肾。隔盐艾灸神阙穴，可以温补肾气，有利于胞宫的复原，促使恶露消失。

○ 隔盐灸治疗恶露不绝 1 周案

初诊：1996 年 6 月 5 日。陈某，29 岁。妊娠 37 天在外院用新洁尔灭宫内注射流产术，于 4 月 26 日阴道出血伴下腹腹痛；4 月 30 日排出胎块，因阴道出血持续不止，曾使用丁胺卡那、庆大霉素静脉滴注 4 天无效。于 5 月 29 日行清宫术，术中未见宫内胎物残留，术后阴道出血减少，口服补中益气汤加味、氧氟沙星片、安络血片3天无效。

隔盐艾炷灸神阙穴7壮，阴道出血明显减少。次日再灸，仅见少量白带。连灸3次，痊愈。

3.产后盆腔血肿

产后盆腔血肿指产后盆腔内积血并形成血肿，是产科手术后比较常见的一种并发症。

○ 敷贴治疗产后盆腔巨大血肿会诊案

会诊一：2014年7月26日。徐某，25岁。6月24日顺产一个男婴，恶露未净，今阴道有少量血性液、色鲜，右少腹酸胀不适，无腹痛及腰酸，食用质地较硬食物即胃痛，二便调。7月8日因腹痛伴发热，最高达39.4℃，于某医院住院抗炎治疗后症状好转。7月14日血常规检查：白细胞$6.5×10^9$/L，血红蛋白104g/L，C-反应蛋白38mg/L。7月18日B超检查：右侧附件区见条索状扭曲无回声区104mm×40mm×46mm，子宫前方无回声区103mm×88mm×95mm。诊断：盆腔腹膜炎？建议行穿刺治疗，患者拒绝，7月19日自动出院，要求会诊。今我院B超检查：盆腔囊性包块110mm×98mm×104mm。生育史：1-0-0-1。舌淡红，苔薄白，脉细弦。

中医诊断：癥瘕（水血互结）。

治法：活血消癥，散结利水。

处方：当归芍药散加味。当归6g，炒白芍15g，川芎6g，苍术10g，茯苓10g，泽泻10g，贯众炭20g，炮姜5g，马齿苋15g，荆芥炭10g，海螵蛸20g，阿胶（烊冲）10g，3剂，水煎服。

会诊二：2014年7月29日。阴道出血减少呈咖啡色，舌脉如上。

处方：薏苡仁 20g，炒白扁豆 20g，炒白术 10g，萆薢 10g，地榆 15g，槐花 15g，马齿苋 20g，阿胶（烊冲）10g，仙鹤草 20g，益母草 10g，海螵蛸 20g，椿根皮 15g，4 剂，水煎服。

会诊三：2014 年 8 月 2 日。阴道出血今净。舌淡红，苔薄白，脉细。

处方：薏仁米 30g，牡蛎 15g，海藻 15g，浙贝 10g，皂角刺 10g，石见穿 10g，蛇舌草 12g，荔枝核 10g，橘核 10g，半枝莲 12g，青皮 10g，丹参 10g，7 剂，水煎服。

会诊四：2014 年 8 月 9 日。妇科检查：外阴无殊，阴道通畅，仍有少量鲜红出血；子宫颈光滑，子宫前可及一巨大囊性肿块、无压痛，两侧附件无压痛。B 超检查：子宫内膜厚度 4mm，宫体三径之和 15.6cm，盆腔囊性包块 117mm×98mm×104mm。绒毛膜促性腺激素 1.2U/L，癌胚抗原 1.8ng/mL，CA125 91.9U/mL，C- 反应蛋白 14mg/L，白细胞 $4.9×10^9/L$，血小板 $101×10^9/L$。

治法：活血化瘀，清热散结。

处方：消癥汤（自拟方）。三棱 10g，莪术 10g，半枝莲 15g，白花蛇舌草 15g，皂角刺 12g，石见穿 20g，牡蛎 30g，海藻 20g，荔枝核 12g，橘核 12g，制乳香 4g，制没药 4g，薏仁米 30g，浙贝 10g，7 剂，水煎服。

会诊五：2014 年 8 月 15 日。B 超检查：盆腔囊性包块 105mm×83mm×97mm。便秘。舌脉如上。

处方：①消癥汤加昆布 15g，虎杖 20g，大腹皮 15g，7 剂。②阿魏化痞膏，腹壁局部外贴。

会诊六：2014 年 8 月 22 日。8 月 16 日 B 超检查：子宫左前方囊性暗区 97mm×82mm×90mm。大便结。舌脉如上。

处方：①中药守 8 月 15 日方，虎杖加至 30g，7 剂，水煎服。②阿魏化痞膏，腹壁局部外贴。

会诊七：2014 年 8 月 29 日。无不适，自觉肿块缩小，大便正常。舌脉如上。

处方：①中药守上方，7 剂，水煎服。②阿魏化痞膏腹壁局部外贴。

会诊八：2014年9月5日。B超检查：盆腔包块消失。纳便正常。舌脉如上。

处方：当归芍药散加味，7剂，水煎服。

按语：产后盆腔形成巨大囊性包块，考虑为盆腔血肿形成。当系胞脉损伤，水血互结所致。先用活血利水的当归芍药散加味治疗，后用活血化瘀、清热散结的消癥汤内服，再用化痞消癥的阿魏化痞膏外治，内外结合治疗是该案快速治愈的要素。《中医药学名词》收录的阿魏化痞膏组成：生川乌、生草乌、三棱、莪术、当归、巴豆、大黄、穿山甲、红大戟、生半夏、桃仁、赤芍、青皮、礞石、郁金、阿魏、黄丹。

4.产后盆腔炎性疾病后遗症

产后盆腔炎性疾病后遗症指发生于产后一系列盆腔炎性后遗症。参见"五. 盆腔疾病"中的盆腔炎性后遗症内容。

○ 保留灌肠治疗产后腰痛（慢性盆腔炎性疾病后遗症）40天案

初诊：2010年1月15日。陈某，34岁。自妊娠后期起腰痛明显，剖宫产后40天，腰痛如折，休息后稍缓解，腿酸目涩，阴道出血净，偶觉腹痛。妇科检查两侧附件压痛，两宫骶韧带触痛明显。舌淡红，苔薄白，脉细。

西医诊断：慢性盆腔炎性疾病后遗症。中医诊断：产后腰痛（瘀热阻滞）。

治法：活血益肾清热。

处方：桃核承气汤加味。桃仁10g，桂枝6g，制大黄6g，玄明粉（冲）5g，炙甘草6g，野荞麦根20g，续断12g，狗脊10g，大血藤15g，蒲公英15g，䗪虫10g，7剂，水煎服。②活血化瘀灌肠液（自拟方），每日50mL，保留灌肠。

二诊：2010年1月23日。腰痛明显减轻，盗汗，舌脉如上。

处方：中药守上方，加猪肾（煎汤代水）1个，7剂，水煎服。

三诊：2010年1月30日。腰痛除，盗汗止，舌脉如上。守上方续进7剂，水煎服。

按语：慢性盆腔炎性疾病后遗症的内服或保留灌肠，在治疗原则上应该尽量保持一致。桃核承气汤加味和活血化瘀灌肠液均属于活血化瘀、清理湿热。口服方中加用补肾的药物，虑其产后多虚之故。加用猪肾，亦取其以脏补脏。

5.产后头部湿冷

产后头部湿冷指产后出现以头部湿冷为主要表现的疾病。

○ 涂抹治疗产后头部湿冷如同进水案

初诊：2022年7月5日。陈某，30岁。因"背冷1周"就诊。

患者哺乳期，于6月底因劳累熬夜2天，多汗，吹空调受冷后背部发冷1周。每日进水1000mL。舌淡红嫩、有齿痕，苔薄白，脉细，尺肤凉。

中医诊断：饮证（寒湿困脾）。

治法：温阳健脾，益气敛汗。

处方：苓桂术甘汤合玉屏风散加味。茯苓10g，肉桂6g，炒白术10g，炙甘草6g，生黄芪30g，防风10g，淡附片5g，煅牡蛎15g，7剂，水煎服。并嘱控制饮水量。

二诊：2022年7月12日。出汗减少，每日进水量控制在300mL，背冷近愈。月经7月9日来潮，经量不多。自觉身热，倦怠寐差，腰痛如折，易饥。舌脉如上。

处方：中药守上方加续断12g，杜仲12g，7剂，水煎服。

三诊：2022年7月19日。月经7月15日净。背冷，腰痛均除。纳呆，嗳气后转舒，矢气多臭，大便日解1次、成形。舌嫩有齿痕，苔淡白，脉细。中药守上方，7剂，水煎服。

四诊：2022年7月26日。纳呆、嗳气除。矢气正常。近日自觉头部湿冷，如同进水。舌脉如上。

治法：疏风利头目。

处方：①川芎茶调散。川芎9g，荆芥9g，防风10g，细辛3g，白芷9g，薄荷

6g，甘草 5g，羌活 10g，7 剂，水煎服。②洗头后，取头风摩散（淡附片 7g 研磨，与盐 7g 混匀）2g，涂抹于头部湿冷部位。

五诊：2022 年 8 月 4 日。用药后，头部症状略减，多汗。此时患者提供一个线索：头部湿冷症状的出现是发生在游泳之后。因为哺乳期，患者惧怕附子毒性对婴儿不利，故在洗头之后将头发吹干，撒上头风摩散，又立即将药粉抖落干净。告知患者，附子研成粉末，皮肤吸收甚微，并无不良反应。洗头之后只能毛巾擦干，不可吹风机吹干，用散剂后按摩头皮片刻，不可立即去除。

处方：①中药守 7 月 5 日方，7 剂，水煎服。②头风摩散，用量用法如上。

六诊：2022 年 8 月 11 日。头部湿冷进水感已消除。天气炎热，室外出汗后身上微湿，别无不适。月经 8 月 7 日来潮，经量偏多，倦怠，纳可，寐难而浅。舌脉如上。

处方：①苓桂术甘汤加味，7 剂，水煎服。②头风摩散，用量用法如上。

按语：头风摩散是《金匮要略·中风历节病》中的方剂，用于治疗头风头痛。患者产后多汗，腠理开泄，游泳又伤于寒湿，致头部经络湿冷入侵，症状如同进水。用头风摩散摩头，散寒除湿，直捣黄龙府，尤胜内服无数中药。

6.产后身冷腰背不能直

产后身冷腰背不能直指产后出现以身体寒冷、腰背不能伸直为主要表现的症状。

○ 浸泡手脚治疗产后身冷腰背不能直 3 年会诊案

黄某，29 岁。因"产后身冷腰背不能直 3 年"要求会诊。

会诊一：2020 年 5 月 6 日。

患者 3 年前分娩后出现膝关节、足底冰凉，下肢乏力麻木，腰背冷痛沉重，不能挺直，经过外院针灸、正骨及三伏贴治疗 3 年未愈，胃脘寒冷饱胀。舌淡红，苔薄白，脉细。

中医诊断：产后身冷（寒凝经络）。

治法：温阳活血。

处方：桂枝 15g，吴茱萸 10g，细辛 10g，威灵仙 10g，独活 15g，制乳香 10g，制没药 10g，红花 10g，7 剂。水煎 3 次，合药液 1500mL，趁热泡脚，一次 10 分钟，一日 4 次。

会诊二：2020 年 5 月 13 日。药后足底寒冷明显好转，温热感从足底上升至膝关节。舌脉如上。

处方：中药守上方，加淡附片 12g，7 剂。用法同上。

会诊三：2020 年 5 月 19 日。膝关节、足底冰凉感均已消失。腰背冷痛沉重，不能挺直，乏力，头痛，头面发凉，易汗鼻塞，胃脘寒冷饱胀，舌麻。舌脉如上。

处方：桂枝加黄芪汤。桂枝 9g，炒白芍 9g，炙甘草 9g，生黄芪 12g，党参 15g，葛根 10g，藁本 10g，生姜 5 片，红枣 5 个，7 剂。中药煎 2 次分服，煎第 3 次药液浸泡手足。

会诊四：2020 年 5 月 26 日。进药第 2 剂，通体暖和，头面、腰背冷痛沉重明显减轻，腰背可以挺直，舌麻减轻，出汗减少，鼻塞。患者原以为腰背冷痛沉重不能直要困扰终生，现症状大减而兴奋失寐。舌脉如上。

处方：中药守上方，改桂枝、炒白芍为 12g，改葛根、生黄芪为 15g，7 剂。用法同上。

会诊五：2020 年 6 月 3 日。足底冷除，其余症状续见改善，鼻塞除，胃脘寒冷饱胀减半。舌脉如上。

处方：中药守上方，加淡附片 6g，7 剂，水煎服。

会诊六：2020 年 6 月 10 日。背部流汗减轻，胃脘寒冷饱胀十去其八，舌麻，短气。舌脉如上。

处方：中药守上方，桂枝、淡附片加至 15g，党参加至 20g，加枳壳 6g，7 剂。用法同上。

会诊七：2020 年 6 月 17 日。上症续见好转。舌脉如上。

处方：中药守上方，加檀香 5g，枳壳加至 9g，7 剂。用法同上。

会诊八：2020 年 6 月 24 日。胃脘舒服，背部流汗近除，舌麻续减，背部微痛 3 天，月经来潮，平时经期半月方净。舌脉如上。

处方：中药守上方，淡附片改为 12g，加鹿角胶（烊冲）10g，7 剂。用法同上。

会诊九：2020 年 7 月 1 日。症状续减，月经已净。舌脉如上。

处方：中药守上方，淡附片加至 15g，7 剂。用法同上。

会诊十：2020 年 7 月 8 日。药后诸症均愈。

按语：产后腠理开泄，风寒易侵。肢末药力难达，故先取药汁外洗，待足冷愈后，重新煎服。桂枝加黄芪汤是《金匮要略·水气病脉证并治》治疗黄汗之方。黄汗有两胫冷、汗出、腰髋弛痛、身疼重等症状，与该案相近，故可借用，一箭中鹄。

7.产后掌指关节疼痛

产后掌指关节疼痛指发生于产后的屈指肌腱狭窄性腱鞘炎，又称"弹响指"。

○ 外洗治疗产后掌指关节疼痛 3 个月案

初诊：2019 年 11 月 11 日。卢某，30 岁，陕西省汉中市人。

曾患不孕症，特意前来就诊之后怀孕。现因"产后 3 个月，掌指关节疼痛、弹响"，专程坐飞机前来就诊。

患者 7 月份分娩后出现产后贫血，室内开空调 24℃，出汗量多湿衣，哺乳期间奶水过少；晨起双手掌指关节疼痛，伸、握手时指关节活动不利，发出声响，遇冷水疼痛加重，泡热水后疼痛稍稍缓解。双肩及双下肢、髋部筋吊样疼痛。咽干，舌根经常疼痛，四肢易麻木，畏寒，腰痛无法直立；偶有头晕，眼前发黑、久坐久站后更甚，寐浅易醒，纳可，大便二三日一解、质干。舌淡红，苔薄白，脉细。

中医诊断：产后指痛，弹响指（风寒湿侵）。

治法：温经散寒，活血发表，通络止痛。

处方：当归四逆加吴茱萸生姜汤加味。当归 12g，桂枝 9g，炒白芍 9g，细辛 3g，通草 10g，炙甘草 6g，制吴茱萸 3g，鸡血藤 30g，威灵仙 10g，桑枝 15g，桑寄生 15g，丝瓜络 10g，羌活 10g，大枣 5 个，生姜 5 片，7 剂。水煎 2 次分服后，再将药渣合生麻黄 15g，淡附片 15g，细辛 15g 同煎，趁热浸洗双手。

二诊：2019 年 11 月 27 日。患者因季节性面部皮肤过敏复发，上药仅内服 5 剂，中药泡手 7 天。因挂不到门诊号，今日预约坐飞机前来就诊。自诉掌指关节疼痛已十去其七，晨起时稍疼痛，偶有僵硬，声响仍存，触冷水后加重。目部干涩疼痛，视物模糊，头晕头痛，眼前发黑，无视物模糊；偶有耳鸣、恶心，无反酸，胃脘部顶胀感，大便二三日一解。舌淡红，苔薄白，脉细。

处方：守上方去桑枝，加党参 15g，淡附片 6g，7 剂。用法同上。

按语：产后指痛难为屈指肌腱狭窄性腱鞘炎，非一日可以康复。根据患者遇冷水疼痛加重，泡热水后疼痛稍稍缓解的症状，诊断为寒邪入侵经络。选用《伤寒论》"手足厥寒，脉细欲绝者……若其人内有久寒者，宜当归四逆加吴茱萸生姜汤"，用中药内服配合外洗，取得卓越疗效。

○ 外洗治疗产后指关节疼痛 20 多天案

初诊：2023 年 7 月 29 日。斯某，31 岁。因"产后 41 天，指关节疼痛 20 多天"就诊。

患者产后 41 天，已中止哺乳，恶露已净，全身乏力，腰酸痛，畏寒，冷汗时出，服中药黄芪桂枝五物汤加味后症状缓解。稍感腰酸痛，无冷汗出，无畏寒，大便日 1 次、成形，现患者两手指关节胀痛 20 多天。舌淡红，苔薄白，脉细。

中医诊断：痹症（寒湿瘀阻经络）。

治法：散寒止痛，活血通络。

处方：威灵仙 15g，淡附片 15g，羌活 12g，独活 12g，制乳香 10g，制没药 10g，细辛 9g，蜣螂 12g，延胡索 10g，5 剂。每日 1 剂，水煎 3 次，合药液，适温度浸手。

二诊：2023 年 8 月 3 日。指关节胀感缓解，仍有疼痛，腰酸明显减轻。

处方：中药守上方，加鸡血藤 30g，7 剂。每日 1 剂，水煎 3 次，合药液，适温度浸手。

患者半年后，因其他疾病就诊。自诉用药后，两手指关节胀痛已除，未再复发。

按语：患者分娩时在 7 月，气候不冷，但却指关节疼痛，畏寒，冷汗时出，故诊断为寒湿瘀阻经络证。用散寒止痛，活血通络的方剂水煎趁热浸泡两手。方中的蜣螂功能活血止痛，对于神经肌肉有麻痹作用。

8.蓐劳腰痛

蓐劳腰痛指因为产后过劳引起的腰部疼痛。

○ 外贴治疗蓐劳腰痛 10 个月案

初诊：2011 年 7 月 13 日。黄某，30 岁。

2011 年 6 月 9 日产下一子，恶露未净，量不多，呈褐色。产后 1 个月，腰痛 10 个月，足跟酸痛，下腹寒痛，两眼涩倦，纳可口渴，寐差，溲黄，大便调。生育史：1-0-0-1。无肝炎、结核等传染病史，未发现药物过敏。舌淡红，苔薄白，脉细。

中医诊断：恶露不绝，蓐劳（脾肾阳虚）。

治法：温脾止血。

处方：吴茱萸汤加味。吴茱萸 5g，党参 12g，炮姜 5g，大枣 5 枚，仙鹤草 30g，阿胶（烊冲）10g，5 剂，水煎服。

二诊：2011 年 7 月 20 日。恶露净 2 天，腰酸冷。舌淡红，苔薄白，脉沉细。

治法：温补肾阳。

处方：鹿角胶（烊冲）10g，肉桂 3g，菟丝子 15g，巴戟肉 10g，淫羊藿 12g，仙茅 9g，金狗脊 10g，仙鹤草 20g，柏子仁 20g，5 剂，水煎服。

三诊：2011 年 7 月 27 日。背腰冷减，手指关节酸，足跟痛，舌脉如上。

处方：中药守上方，加威灵仙 10g，炒白术 30g，5 剂，水煎服。

四诊：2011 年 8 月 3 日。腰背痛减，舌脉如上。

处方：中药守上方，加五加皮 10g，7 剂，水煎服。

五诊：2011 年 8 月 10 日。腰背冷除，尾骨疼痛，头晕，胃脘不适，舌脉如上。

处方：①中药守上方，加生黄芪 15g，砂仁（杵冲）5g，7 剂，水煎服。②熟地黄 100g，捣研，分贴尾骨。

六诊：2011 年 8 月 17 日。尾骨疼痛减轻，手麻，指关节疼痛，舌脉如上。

处方：①中药守上方，加鸡血藤 20g，威灵仙 10g，神曲 10g，7 剂，水煎服。②熟地黄 100g，捣研，分贴尾骨。

七诊：2011 年 8 月 24 日。症如上，舌脉如上。

处方：中药守 7 月 20 日方，加桑寄生 15g，威灵仙 10g，生黄芪 15g，7 剂，水煎服。

八诊：2011 年 8 月 31 日。尾骨痛除，指、腕关节酸痛，颈、肩、腰痛，舌脉如上。

处方：中药守上方去柏子仁，加威灵仙 12g，羌活 10g，7 剂，水煎服。

九诊：2011 年 9 月 7 日。症如上，舌脉如上。

治法：益气升阳除湿。

处方：生黄芪 12g，党参 12g，当归 9g，白术 10g，藁本 10g，羌活 6g，防风 10g，葛根 10g，炙草 6g，威灵仙 10g，金狗脊 10g，7 剂。

十诊：2011 年 9 月 14 日。指、腕关节及颈、肩、腰痛减轻，舌脉如上。

处方：中药守上方加独活 6g，五加皮 10g，7 剂，水煎服。

十一诊：2011 年 9 月 21 日。诸症均除。舌淡红，苔薄白，脉细。

处方：补中益气汤加防风 9g，羌活 9g，14 剂，水煎服。

按语：蓐劳历来是难以速愈的疾病，而产后尾骨疼痛大多与分娩时受伤有关。根据患者腰背寒冷、尾骨疼痛，选用温补肾阳、养血活血的药物治疗，同时用熟地黄捣研，直接贴于尾骨。两周之后，尾骨疼痛便消失。如单凭内服中药治疗，药力到达尾骨，早成强弩之末了。

9.产后痔疮

产后痔疮指发生于产后的痔疾。

○ 坐浴治疗产后痔疮疼痛 1 周案

初诊：2008 年 12 月 2 日。戴某，24 岁。产后 42 天，内外痔疮疼痛 1 周。舌淡红，苔薄白，脉细。

中医诊断：产后痔疮（肠风）。

治法：疏风。

处方：苏叶 50g，6 剂。每日 1 剂，水煎两次，合药液约 1000mL，坐浴，每次 15 分钟，不拘次数。

自坐浴之后，痔疮疼痛立即消失。

按语：《履巉岩本草》记载紫苏"疗痔疾，煎汤洗之"。

10.会阴缝合局部灼热

会阴缝合局部灼热指会阴缝合手术之后所出现的局部灼热不适。

○ 坐浴治疗会阴缝合局部灼热 4 个月案

初诊：2007 年 11 月 1 日。张某，26 岁。6 月 20 日顺产，分娩时会阴部缝合 3 针，术后经常感到会阴连及肛门灼热不适。带下量多、色黄如涕，纳欠，二便正常。妇科检查：外阴无殊，阴道壁轻微充血；宫颈中度柱状上皮外移，子宫后位、大小正常、质地中等、活动、无压痛；两侧附件压痛。舌淡红，苔薄白，脉细。

中医诊断：外阴热（血热）。

治法：凉血清热。

处方：忍冬藤60g，青黛20g，5剂。每剂加水1000mL，煎取500mL，连煎3次，合药液；凉后，先用冲洗器冲洗阴道，再坐浴，每次15分钟，不拘次数。

二诊：2007年11月13日。会阴部灼热不适感已经消失，带下时多。舌脉如上。

处方：忍冬藤60g，青黛20g，椿根白皮30g，5剂。每剂加水1000mL，煎取500mL，连煎3次，合药液；凉后，先用冲洗器冲洗阴道，再坐浴，每次15分钟，不拘次数。

三诊：2008年1月15日。上述症状未再发生。

按语：《本草纲目》称忍冬藤治"一切风湿气及诸肿毒，痈疽疥癣，杨梅恶疮，散热解毒"。青黛参见"涂抹治疗外阴皲裂7天案"内容。产后会阴裂伤缝合处出现感染或疼痛的现象十分普遍，清热解毒中药局部外洗坐浴，具有良好的疗效。

八

围绝经期疾病

1.潮热盗汗（围绝经期综合征）

围绝经期是指妇女绝经前后的一段时期（从 45 岁左右开始至停经后 12 个月内的时期），包括从接近绝经出现与绝经有关的内分泌、生物学和临床特征起至最后 1 次月经的后 1 年。潮热盗汗是其间最常见的症状。

○ 敷脐法治疗潮热盗汗案

林某，45 岁。近来潮热盗汗，心神不定，寐差，夜间尿频，大便难解。舌质淡，苔薄白，脉细。

西医诊断：更年期综合征。中医诊断：绝经前后诸证（阴虚阳亢）。

治法：滋阴潜阳，镇摄安神。

处方：①镇肝息风汤合甘麦大枣汤。生龙骨 20g，生牡蛎 20g，生龟甲 12g，生鳖甲 12g，怀牛膝 15g，代赭石 15g，天门冬 12g，玄参 12g，生白芍 15g，白薇 12g，生地黄 12g，甘草 10g，小麦 30g，大枣 5 枚，5 剂，水煎服。②五倍子 20g，研细末，凉水调和，分 5 次敷脐。

用药之后，潮热出汗消失。

按语：五倍子参见"敷法治疗妊娠出汗半月案"内容。更年期综合征潮热盗汗症状的出现最为普遍，五倍子敷脐治疗汗症，疗效突出。

2.老年性阴道炎

老年性阴道炎常见于绝经后的老年妇女。主要症状为阴道分泌物增多，外阴瘙痒，有灼热感。

○ 坐浴治疗老年性阴道炎 2 年案

初诊：2008 年 8 月 14 日。林某，57 岁。绝经 7 年。带下量多色黄 2 年余，呈水样或脓样，无异味，无阴痒，无腰痛，无腹痛，尿短，大便结，纳欠。妇科检查：未见明显异常。舌淡红，苔薄白，脉细。

西医诊断：老年性阴道炎。中医诊断：带下（湿热）。

治法：清热收敛。

处方：紫草 50g，明矾 20g，5 剂。水煎 3 次，合药液 1000mL，温后坐浴。

二诊：2008 年 8 月 20 日。带下减少，色转白。中药转上方，7 剂。

按语：老年性阴道炎是由于卵巢功能减退，阴道抵抗力下降引起的炎症。紫草具有清热解毒的作用，局部外洗坐浴，可以起到抗炎的作用。对于老年性阴道炎，有研究用复方冰片栓联合紫草油外用治疗，与不用紫草油相比，可显著提高治愈率 98.7%，降低复发率 3.6%，且无明显不良反应。可见，紫草对老年性阴道炎的治疗具有特效。明矾可以收敛止带。

○ 坐浴治疗外阴瘙痒 2 个月案

初诊：2008 年 4 月 22 日。潘某，52 岁。2005 年因子宫肌瘤行子宫全切术，近

2 个月阴道反复瘙痒，带下量多如糊状，潮热出汗，纳便正常，寐安。妇科检查：外阴无殊，阴道见少量糊状物，宫颈、宫体缺如，两侧附件无压痛。舌淡红，苔薄白，脉细。

西医诊断：围绝经期综合征。中医诊断：绝经前后诸证（阴虚阳亢），阴痒（肾虚）。

治法：滋阴潜阳，镇摄浮阳，补肾止痒。

处方：①镇肝息风汤加味。龙骨（先煎）30g，牡蛎（先煎）30g，龟甲胶（烊冲）10g，怀牛膝 12g，代赭石 12g，天门冬 12g，玄参 12g，白芍 12g，茵陈 12g，浮小麦 30，糯稻根 30，7 剂，水煎服。②补骨脂 50g，夜交藤 50g，5 剂。每剂加水1000mL，煎取 500mL，连煎 3 次，合药液；凉后，先用冲洗器冲洗阴道，再坐浴，每次 15 分钟，不拘次数。

二诊：2008 年 5 月 2 日。外洗之后，阴痒已除，潮热出汗减轻，舌脉如上。

处方：中药内服、外洗继续使用。

按语：诸文献没有用补骨脂治疗外阴瘙痒的资料。补骨脂所含的补骨脂素可以通过介导雌激素受体（ER）途径上调 ER-α 和 ER-β，实现植物雌激素样作用。因此，可以用来治疗因雌性激素下降引起的外阴瘙痒。夜交藤参见"坐浴治疗妊娠痔疮出血 5 天案"内容。

○ 坐浴治疗外阴灼热 6 个月案

初诊：2014 年 11 月 6 日。时某，46 岁。因"外阴灼热 6 个月"就诊。

患者外阴灼热，偶感瘙痒，小腹胀，尿黄、尿频，外阴灼热。生育史：1-0-1-1。妇科检查：外阴无殊，阴道通畅，分泌物量中等；宫颈光滑，宫体前位、萎缩、无压痛；两侧附件无压痛。舌淡红，苔薄白，脉细。

西医诊断：老年性阴道炎。中医诊断：外阴灼热（湿热下注）。

治法：清理湿热。

处方：①二龙潟痒汤（自拟方）。龙胆草 15g，龙葵 30g，蛇床子 30g，苦参

30g，白鲜皮 20g，地肤子 20g，苦楝皮 30g，苍耳子 15g，黄柏 20g，7 剂。水煎 3 次，合药液 1500mL，温后坐浴，每次 15 分钟，不拘次数。②淡竹叶 10g，7 剂，泡茶代饮。

二诊：2014 年 11 月 12 日。症如上，舌脉如上。

处方：①守上方，外洗 7 剂。②白茅根 30g，淡竹叶 15g，7 剂，泡茶代饮。

三诊：2014 年 11 月 21 日。外阴灼热感消失，尿频、尿少、色黄；偶有阴道异物感，分泌物为块状，外阴轻度瘙痒；周身疼痛，偶尔胸闷，夜寐时双腿内侧不适。忽冷忽热，烦躁易怒，舌脉如上。

处方：①守上方，外洗 7 剂。②白茅根 30g，淡竹叶 15g，石韦 30g，7 剂，水煎服。

按语：二龙溻痒汤是我创制用来治疗细菌性或真菌性外阴炎、阴道炎的，疗效极佳，可以清热燥湿止痒。药理实验证实方中的龙葵、龙胆、苦参、苦楝皮、黄柏、白鲜皮、地肤子、苍耳子、蛇床子对多种细菌、真菌有不同程度的抑制作用，组合之后，药物具有协同作用，抑菌谱扩大，疗效提高。

3.老年性外阴白色病变

外阴白色病变是女性外阴皮肤和黏膜出现色素改变的一组慢性疾病，绝经后妇女占 80.4%。主要症状为外阴瘙痒，可伴有不同程度的色素减退、皮肤增厚或萎缩，外阴硬化性苔癣在晚期可伴有排尿困难、性交困难等症状。

○ 冲洗坐浴治疗老年外阴白斑瘙痒 2 年案

初诊：2007 年 11 月 15 日。黄某，51 岁。停经 1 年左右，外阴瘙痒近 2 年，偶有疼痛；带下色黄时，多如脓样或糊状，有异味。纳便正常。妇科检查：两侧大阴唇色素减退，呈白色，阴道通畅；宫颈轻度炎症，子宫萎缩、压痛不明显；两侧附件无压痛。小便常规检查：尿糖阴性。舌淡红，苔薄白，脉细。

西医诊断：外阴白色病变。中医诊断：阴痒（肾虚肝郁）。

治法：补益肝肾，疏风止痒。

处方：补骨脂 50g，何首乌 60g，刺蒺藜 50g，5 剂。每剂加水 1000mL，煎取 500mL，连煎 3 次，合药液；凉后，先用冲洗器冲洗阴道，再坐浴，每次 15 分钟，不拘次数。

二诊：2007 年 11 月 26 日。外阴瘙痒消失，带下多，舌脉如上。

处方：中药守上方，续用 14 剂。

按语：年逾七七，肝肾已虚，胞脉失养，血不营养外阴，故其色变白而虚风瘙痒。治疗当滋补肝肾，疏风止痒。方中补骨脂参见"坐浴治疗外阴瘙痒 2 个月案"内容；《本草纲目》转载《博济方》"疥癣满身，不可治者：何首乌、艾叶等分，水煎浓汤洗浴"，还称蒺藜治"身体风痒"。三味外洗药物中，有两味属于补肝肾的药物，特别适合肾虚患者。

4. 老年性外阴干涩

老年性外阴干涩指老年妇女出现以外阴、阴道干涩不适，甚至干裂疼痛为主要表现的症状。

○ 坐浴治疗阴道干涩 2 年案

初诊：2020 年 8 月 31 日。刘某，36 岁。卵巢早衰，停经 2 年，停经前出现阴道干涩，性交后不适，小便不适。舌淡红，苔薄白，脉细。

中医诊断：阴干（肾阴虚）。

治法：补益肾阴。

处方：女贞子 60g，黄精 30g，桑叶 15g，夜交藤 30g，天冬 20g，7 剂。每剂水煎 3 次，合药液约 1500mL；凉后，先冲洗阴道，再坐浴，每次 15 分钟，不拘次数。

二诊：2020 年 9 月 7 日。阴干已除，舌脉如上。

治法：补益肾阴。

处方：麦味地黄丸加味。熟地黄 15g，山药 15g，山萸肉 10g，泽泻 10g，牡丹皮 9g，茯苓 10g，麦冬 10g，五味子 5g，桑椹 20g，枸杞 12g，覆盆子 15g，菟丝子 15g，墨旱莲 15g，7 剂，水煎服。

三诊：2020 年 9 月 14 日。阴干已愈，舌脉如上。

2021 年 2 月 27 日。患者复诊诉阴干未再出现。

按语：女贞子功可滋补肝肾之阴，又有滑利之性，多服致便溏，借其功效，用于治疗卵巢功能衰退的阴道干涩是十分合适的。女贞子外用，我或为首创。《本草便读》称黄精为"滋腻之品"，故其性必滑；《本草纲目》转载《圣济总录》称黄精治"大风癞疮……皮肤痒溃"。滋补性滑可以止痒，黄精外洗阴道，对于老年阴道干涩等人当然有益。民间常用桑叶水煎外洗，达到清热疏风止痒的目的。夜交藤参见"坐浴治疗妊娠痔疮出血 5 天案"。天冬具有滋阴润燥的功效，但历代外用者未见。患者是一位卵巢功能早衰的患者，因此阴干的治疗依照补阴润燥的方法，取得卓越疗效。

九

·

乳头、乳房疾病

1.乳汁不下

乳汁不下指乳房有乳汁而难以排出。

○ 外洗治疗乳汁不下案

初诊：2014 年 12 月 11 日。邵某，23 岁。因"产后乳汁不下"就诊。

患者产后哺乳，右侧乳腺导管阻塞，乳汁不下，乳房红肿，发热，身冷。舌淡红，苔薄白，脉细。

西医诊断：急性乳腺炎。中医诊断：①乳痈（热毒壅结）；②乳汁不下（乳络阻滞）。

治法：清热疏风，散结通乳。

处方：①蒲公英 15g，忍冬藤 20g，连翘 10g，皂角刺 10g，防风 10g，漏芦 10g，鹿角霜 10g，路路通 10g，通草 5g，瞿麦 10g，王不留行 15g，5 剂，水煎服。②三棱 60g，5 剂。水煎外洗患侧乳房。

二诊：2014 年 12 月 18 日。发热身冷已除，乳房红肿消失，乳腺导管开通，阻塞减少，舌脉如上。

处方：①中药守上方，加丝瓜络 10g，7 剂，水煎服。②三棱 60g，5 剂。水煎外洗患侧乳房。

按语：《外台秘要》称"乳汁不下，京三棱三个，水二碗，煎汁一碗。洗奶取汁出为度，极妙"。经我试验，屡用不爽。

○ 隔姜灸治疗积乳 4 天案

初诊：2019 年 9 月 16 日。陈某，29 岁。因"哺乳期发现右侧乳房肿块 4 天"就诊。

患者 4 天前发现右侧乳房肿块，无乳胀，无乳痛，无充血，皮温正常。2019 年 9 月 14 日 B 超检查：两侧乳腺哺乳期改变。右侧外上象限见大片高回声区，范围约 70mm×65mm×40mm；两侧乳腺结节：左侧 16mm×13mm×10mm，右侧 12mm×12mm×12mm；两乳腺囊肿：左侧 4mm×4mm，右侧 4mm×3mm。舌淡红，苔薄白，脉细。

中医诊断：积乳（阳虚）。

治法：温阳补血，散寒通滞。

处方：阳和汤加味。熟地黄 10g，肉桂 3g，炒芥子 6g，干姜 6g，炙甘草 6g，炙麻黄 6g，鹿角胶（烊冲）10g，青皮 10g，橘核 10g，7 剂，水煎服。

二诊：2019 年 9 月 24 日。药后自觉肿块稍有减小。舌脉如上。

处方：中药守上方加郁金 10g，7 剂，水煎服。

三诊：2019 年 10 月 5 日。9 月 24 日 B 超复查：右乳外上象限肿块直径约 70mm 大小，右乳内侧新发一肿块，约 20mm 大小。9 月 24～25 日感右乳疼痛，现疼痛消，无充血，皮温正常，排乳通畅、量多。舌淡红，苔薄白，脉细。

处方：①阳和汤加味。熟地黄 10g，肉桂 3g，炒芥子 6g，干姜 6g，炙甘草 6g，炙麻黄 6g，鹿角胶（烊冲）10g，橘叶 14 片，郁金 10g，浙贝母 10g，青皮 10g，7

剂，水煎服。②患乳局部隔姜灸，每日2次，每次15分钟。

四诊：2019年10月11日。乳汁正常，无胀痛。B超检查：右乳大片高回声区肿块消失。左乳外下象限17mm×11mm×11mm、右乳内下象限11mm×9mm×10mm、右乳外上象限4.8mm×3.7mm低回声结节伴包膜钙化（BI-RADS Ⅲ类）、右乳外上象限15mm×9mm×11mm结节。舌脉如上。

处方：①中药守上方，7剂，水煎服。②患乳局部隔姜灸，每日2次，每次15分钟。

按语：积乳不行，常发疼痛发热，若局部皮色、皮温不变者，必定阳气不足，乳汁停积，难以运输，故服用治疗阴疽的阳和汤。发现该处方力仍然不逮，再加用局部隔姜温灸，促使热力直透病所，气血运行，乳汁开泄，其效如响。

○ 针刺治疗乳汁不通案

1974年某日。徐某。产后哺乳，突然左侧乳房乳汁不通，乳房胀痛，出现小肿块。以往哺乳期间常患乳腺炎，每次使用筋骨草加白酒捣成泥外敷，效果佳。这次因乳房痛不可忍，又没有筋骨草，便采取他人方法，用针挑乳头，虽疼痛甚剧，但仍未见效；又用热汤洗敷，疼痛加剧，至晚上不能入睡。

处方：取耳穴乳腺点（两侧）、内分泌、神门、肾上腺（皆取患侧），均用揿针留针。

在针乳腺点穴时，患者时觉患乳一烫，左侧乳房有乳汁涌出之感，立即给婴儿哺乳，结果乳汁畅流无阻。

留针至第二天，痊愈。

按语：用揿针针刺上述耳穴，可以促进乳汁的分泌、排泄。但效果如此神速者，则出人意料之外。

2.乳头皲裂

乳头皲裂指以乳头破碎，或乳晕裂开，疼痛，揩之出血或流黄色黏液，哺乳痛甚为主要表现的乳房病类疾病。

○ 涂抹治疗乳头皲裂 1 个月案

初诊：2014 年 4 月 2 日。虞某，26 岁。因"产后乳头皲裂 1 个月，发热 3 天"就诊。

患者 3 个月前顺产，产后 50 余天恶露排净，1 个月前哺乳后左侧乳头发红、皲裂，自行局部使用乳头保护霜）,症状未见好转。3 月 31 日下午，患者上述症状加重，左乳头疼痛、充血，乳汁色偏黄；并伴有全身乏力，腰酸，手心麻木，夜里发热恶寒。测体温 39℃，服用美林 14mL 后汗出，体温未见明显下降。4 月 1 日赴某医院门诊，辅助检查：4 月 1 日 C- 反应蛋白 144.6mg/L，白细胞 $18.9×10^9$/L，中性粒细胞 84.5%，淋巴细胞 10.9%。予"头孢"抗感染治疗，昨日已停哺乳。现无明显头痛不适，恶寒发热症状较前好转，无咽痛，纳食欠佳。2014 年 4 月 2 日 C- 反应蛋白 107mg/L，白细胞 $8.47×10^9$/L。舌淡红，苔薄白，脉细。

西医诊断：①乳头皲裂；②急性乳腺炎。中医诊断：①乳痈；②乳头风（热毒壅盛）。

治法：清热解毒，活络消痈。

处方：①蒲公英 15g，天花粉 15g，紫花地丁 10g，漏芦 12g，赤芍 12g，牛蒡子 10g，浙贝 10g，丝瓜络 10g，忍冬藤 15g，鹿角霜 10g，柴胡 10g，6 剂，水煎服。②丁香 20g，研成细末，外涂乳头。

二诊：2014 年 4 月 9 日。外用药 2 次，乳头皲裂充血均消失，乳房疼痛好转。C- 反应蛋白 8mg/L，白细胞 $7.3×10^9$/L。舌脉如上。

处方：守上方，去牛蒡子，加路路通 10g，7 剂，水煎服。

按语：初次哺乳的妇女，出现乳头皲裂的情况十分普遍。因乳头疼痛，致拒绝哺乳，既容易诱发乳腺炎，又导致婴儿无乳可吃。《本草纲目》引《梅师方》称："乳头裂破，丁香末敷之。"此法十分灵验。

3.乳头湿疹

乳头湿疹以乳头、乳晕部出现群集的小丘疹、疱疹，基底潮红，可有渗出、糜烂为主要表现的湿疮类疾病。

○ 涂抹治疗乳头湿疹 1 个月案

周某，31 岁。左侧乳头瘙痒渗水 1 个月，局部可见湿疹状病变。

西医诊断：乳头湿疹。中医诊断：乳头湿疮。

治法：温阳除湿。

处方：丁香 10g，研细末外涂。

1 周后，乳头瘙痒渗水消失。两 2 个月后随访，乳头湿疹未发。

按语：古代本草有用丁香治疗乳头皲裂的记载，但没有治疗乳头湿疹的文字。我在《妇科用药 400 品历验心得》中称丁香"治疗乳头湿疹，丁香也有特效"。

4.乳痈

乳痈以乳房部结块、肿胀疼痛，溃后脓出稠厚为主要表现的痈病类疾病。

○ 湿敷治疗乳痈 1 个月案

初诊：2017 年 8 月 4 日。郑某，26 岁。因"左侧乳房乳腺炎"就诊。

患者于 4 月 28 日顺产一个男婴，现已断奶。1 个月前，左侧乳房乳汁淤积发炎，红肿，于当地医院求诊。共穿刺 6 次，第 1、2、6 次抽出乳汁，检测出金黄色葡萄球菌，其中 2 次为血性分泌物，予左氧氟沙星消炎，溴隐亭、维生素 B_6、麦芽口服回乳。现左侧乳房外上象限近乳晕处皮肤发红，皮温略高，触及 2cm×1cm 硬块。7 月 28 日 B 超检查：哺乳期乳腺，两侧导管局部扩张，最宽约 3.8mm，左侧乳房形成 38mm×11mm×17mm 大小的脓肿，左侧乳腺导管最宽约 1.9mm。8 月 3 日 B 超检查：哺乳期乳腺，左侧乳头处有一个 63mm×68mm 包块，考虑炎症性改变。生育史：1-0-0-1（顺产）。药物过敏：青霉素、头孢菌素、阿莫西林、先锋霉素。舌淡红，苔薄白，脉细。

西医诊断：左侧乳腺炎。中医诊断：乳痈（热毒瘀阻）。

治法：清热解毒，疏肝理气，活血消肿。

处方：①金银花 12g，连翘 10g，蒲公英 15g，皂角刺 12g，制乳没各 3g，牛蒡子 10g，橘核 10g，浙贝母 10g，蒌皮 12g，丝瓜络 10g，穿山甲 10g ，7 剂，水煎服。②鲜木芙蓉花适量，研如泥，放置冰箱后，局部冷敷。

二诊：2017 年 8 月 11 日。大便日解五六次。B 超检查：左侧乳腺局部有一处 38mm×8mm×16mm 积液，左侧腋下见 19mm×6mm 的淋巴结回声。舌脉如上。

处方：①中药守上方，去瓜蒌皮、牛蒡子；加苍术 10g，厚朴 10g，7 剂，水煎服。②鲜木芙蓉花适量，用法同上。

三诊：2017 年 8 月 18 日。大便正常。

处方：①中药守上方，加海藻 20g，7 剂，水煎服。②鲜木芙蓉花适量，用法同上。

四诊：2017 年 9 月 8 日。无不适。B 超检查：哺乳期乳腺，乳腺内未见明显异常团块回声。左侧腋下见一个 16mm×6mm 的淋巴结回声。

处方：中药守上方，7 剂，水煎服。

按语：《常见病验方研究参考资料》用鲜芙蓉花四两，加红糖适量捣烂外敷，治疗急性乳腺炎。此案治疗热盛欲成痈脓的乳痈，采用清热解毒、活血散结的药物口服，同时用清热解毒、消痈拔脓的木芙蓉花研烂冷敷。

○ 湿敷治疗乳痈案

初诊：2016年12月2日。万某，31岁。左侧乳腺已愈，今右侧乳房10点钟处红肿，表皮肤温稍热，有波动感，体温正常。B超提示：右乳外上象见大片状低回声团，范围约27mm×15mm×18mm；部分延伸至皮下层内，范围27mm×15mm×18mm，内见不规则液性暗区，内充满细点样回声；右侧乳头外侧9点区另见18mm×15mm×18mm片状低回声区，内充满细点样回声。舌淡红，苔薄白，脉细。

西医诊断：乳腺炎（化脓型）；中医诊断：乳痈（瘀热郁阻）。

处方：①金银花30g，连翘15g，蒲公英30g，浙贝15g，桔梗9g，牛蒡子15g，皂角刺15g，牡丹皮10g，花粉15g，赤芍10g，蒌皮10g，紫草15g，7剂，水煎服。②蒲公英100g，紫花地丁100g，野菊花100g，金银花30g，1剂。上药粉碎后，用鸡蛋清调拌，湿敷患部。

二诊：2016年12月9日。患乳红肿明显减退，范围约25mm×25mm，无压痛，波动感消失。舌脉如上。

处方：①守原方，加制乳没各5g，7剂，水煎服。②外敷药物同上。

三诊：2016年12月16日。患乳局部无红肿热痛，仅有20mm×15mm硬结（图9-1），舌脉如上。

处方：①鹿角霜10g，皂角刺10g，白芷10g，当归10g，丝瓜络10g，青皮10g，制乳没各5g，郁金10g，橘核10g，花粉10g，浙贝母10g，僵蚕10g，7剂，水煎服。②三棱30g，7剂。每剂水煎2次，约200mL，纱布浸后局部热敷。

按语：乳痈的外敷法分局部冷敷和热敷。病情初起，局部不痛或轻度热痛，可以选用药物热敷的方法；局部皮温焮热红肿疼痛，或将化脓，应该选用药物冷敷。局部皮温不热者热之，热者冷之，此不易之理。一二诊用五味消毒饮去天葵子，加鸡蛋清冷敷，以清热解毒；三诊用三棱水煎热敷，以活血散结。《外台秘要》记载，乳汁不下，京三棱三个，水二碗，煎汁一碗。洗奶取汁出为度，极妙。

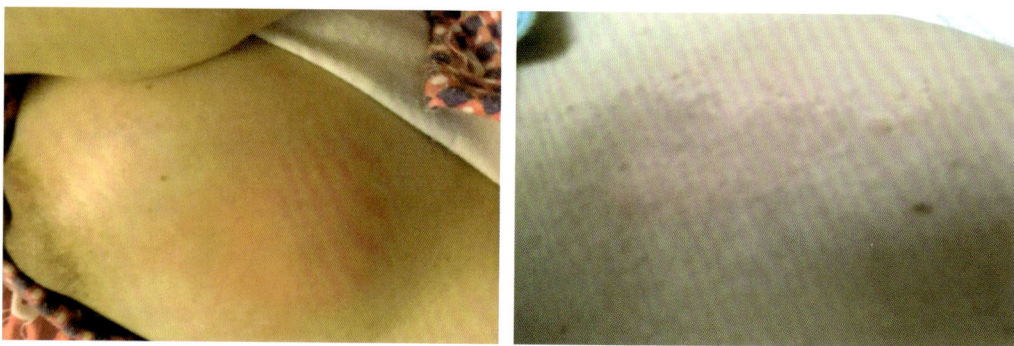

● 图 9-1 患者治疗前后局部对照

5. 乳疽

乳疽以乳房深处结块微痛，皮色不变，酿脓、溃破、愈合缓慢为主要表现的痈病类疾病。

○ 湿敷隔姜灸治疗乳疽 2 个月案

初诊：2016 年 11 月 8 日。陈某，26 岁。因"产后 78 天，反复乳胀 2 个月余"就诊。

顺产 78 天，2 个多月前右乳反复出现乳胀痛，局部脓肿形成，发热，外院曾与"阿莫西林胶囊"口服，通乳师手法通乳治疗，均未见好转，且局部肿块逐渐增大。目前哺乳，患侧乳汁量少，左侧乳汁亦不多。面色少华，右侧乳房无疼痛；局部肿块达 8cm×8cm，皮色稍淡，皮温较低，质地坚硬，无触痛及波动感（图 9-2）。11 月 5 日 B 超检查：哺乳期乳腺，首先考虑右侧乳腺脓肿。舌质淡，苔薄白，脉细。先予回乳。

治法：疏肝活血消乳。

处方：麦芽 60g，蒲公英 30g，蝉衣 10g，龙葵 15g，神曲 20g，当归 9g，牛膝 30g，红花 6g，枇杷叶 15g，7 剂，水煎服。

二诊：2016 年 11 月 15 日。11 月 8 日外感发热，体温 39.1℃，流涕咳嗽喷嚏，

4天热退，回乳已7天，无乳胀，左乳溢乳，右乳无溢乳，咽部充血不著。舌质红，苔薄白，脉细。

治法：辛凉解表，清热通乳。

处方：牛蒡子12g，薄荷（后入）6g，桔梗9g，淡豆豉10g，葱白4条，丝瓜络10g，蝉衣10g，枇杷叶12g，竹茹10g，3剂，水煎服。

三诊：2016年11月18日。外感已愈，右乳逐渐变软，有少许溢乳，局部皮色、皮温已改善。舌质淡，苔薄白，脉细软。

治法：温阳疏肝散结。

处方：①鹿角霜10g，青皮9g，橘叶14片，香附10g，当归6g，丝瓜络10g，麦芽50g，郁金6g，浙贝母10g，7剂，水煎服。②三棱50g，水煎500mL，分次局部热敷。

四诊：2016年11月25日。患乳继续变软，溢乳减少，肿块缩小至5cm×5cm。舌脉如上。

处方：①中药守上方加白芥子5g，橘核10g，7剂，水煎服。②三棱50g，橘叶20g。水煎500mL，分次局部热敷。

五诊：2016年12月1日。患乳肿块约5cm×4cm。舌脉如上。

处方：①鹿角霜10g，青皮10g，橘核10g，橘叶14片，香附10g，当归10g，白芥子9g，麦芽60g，丝瓜络10g，皂角刺10g，陈皮20g，7剂，水煎服。②三棱50g，橘叶20g。水煎500mL，分次局部热敷。

六诊：2016年12月9日。患乳肿块约3cm×3cm。舌脉如上。

处方：①中药守上方加制乳香5g，制没药5g，7剂，水煎服。②三棱50g，橘叶20g。水煎500mL，分次局部热敷。

七诊：2016年12月16日。无不适。舌脉如上。

处方：①中药守上方，加浙贝母10g，7剂，水煎服。②三棱50g，橘叶20g。水煎500mL，分次局部热敷。

八诊：2016年12月23日。右乳B超见2.1cm×1.1cm×2.2cm片状低回声区。

舌脉如上。

处方：①中药守12月1日方去麦芽，加制乳香、制没药各5g，三棱12g，7剂，水煎服。②乳腺局部隔生姜艾灸。

九诊：2016年12月30日。无不适。舌脉如上。

处方：①中药守上方，7剂，水煎服。②隔生姜局部艾灸。

十诊：2017年1月6日。B超检查患乳肿块消失。舌脉如上。

处方：逍遥散加预知子10g，路路通10g，7剂，水煎服。

按语：疽属阴性，宜温宜散，故口服、热敷、隔姜灸均未离开温散之法。三棱参见"湿敷治疗乳痈案"。《普济方》称"乳痈痛不可忍，上捣橘叶极细，摊傅帛缚之"。三棱、橘叶具有活血疏肝温散的功效，加上局部艾灸，药物内服，疗效越佳。

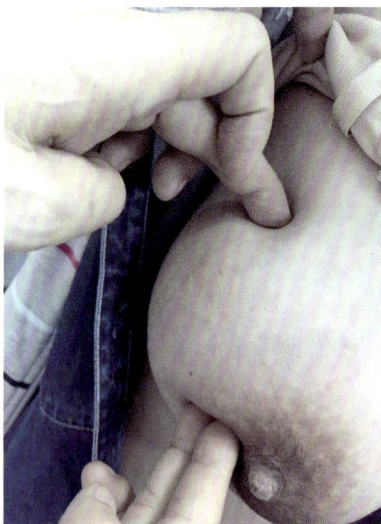

● 图9-2　患者治疗前乳房外观

十

·

妇科肿瘤治疗后护理

宫颈癌根治术后激光性皮炎

激光是治疗癌症的方法之一。激光性皮炎是指皮肤接受激光治疗后出现的一种急性炎症反应，通常会表现为皮肤红肿、瘙痒等症状。

○ 湿敷治疗宫颈癌根治术后下肢深静脉炎、激光性皮炎案

初诊：2012 年 7 月 25 日。罗某，60 岁。2012 年 3 月 4 日，因宫颈鳞癌 Ⅱ b1 期在全麻下行"腹腔镜下子宫广泛性切除术 + 双侧附件切除术 + 盆腔淋巴结清扫术"。3 月 12 日病理报告：宫颈浸润型中分化鳞癌（2cm），浸润子宫颈壁深层 3/4，老年性宫内膜，淋巴结未见癌转移。术后行放射治疗 25 次。术后两下肢酸麻无力，左下肢凹陷性水肿，两侧臀部皮肤充血剥落。纳欠，寐佳，尿频尿急，大便日解四五次、先干后软。原患糖尿病、高血压（药物控制）。舌淡红，苔薄白，脉细。

西医诊断：①左下肢深静脉炎；②激光性皮炎。中医诊断：水肿（脾虚湿阻）。

治法：健脾行气，清热利水。

处方：①防己黄芪汤合三妙丸加味。防己 10g，生黄芪 15g，炒白术 10g，炙甘草 5g，大枣 5 枚，生姜 5 片，炒黄柏 5g，苍术 10g，牛膝 15g，玉米须 30g，赤小豆 30g，冬瓜皮 30g，大腹皮 15g，7 剂，水煎服。②黄柏 100g，水浓煎，每日局部湿敷。

二诊：2012 年 9 月 5 日。下肢水肿明显减退，舌脉如上。

处方：①中药守上方，加薏苡仁 30g，7 剂，水煎服。②局部外敷同上。

三诊：2012 年 9 月 14 日。臀部皮肤痊愈，左下肢水肿未尽消。舌脉如上。

处方：防己黄芪汤加味。防己 10g，生黄芪 15g，炒白术 10g，炙甘草 5g，大枣 5 枚，生姜 5 片，冬瓜皮 30g，地鳖虫 10g，水蛭 10g，虻虫 5g，丹参 10g，赤小豆 30g，7 剂，水煎服。

按语：黄柏主要化学成分为生物碱类，是黄柏中最重要的活性物质，包括小檗碱、药根碱、黄柏碱等在内，具有抗菌、抗炎、解热、抗溃疡、免疫调节、抗氧化等药理作用。黄柏煎剂局部湿敷，对于激光性皮炎的康复，起到至关重要的作用。

引产和计划生育及妇产科手术后诸症

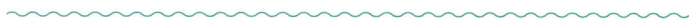

1.剖宫产后腹壁子宫内膜异位症

在剖宫产手术时，子宫内膜碎片种植在腹壁切口，并形成局部增大和疼痛症状，剖宫产后腹壁子宫内膜异位症属于子宫内膜异位症的一种。

○ 外敷治疗腹壁切口子宫内膜异位症案

初诊：2012年9月7日。陈某，32岁。剖宫产后4年，经期下腹手术切口处疼痛2个月。月经周期27天，经期6～7天，经量少，经色暗，有血块，无痛经。近半年头晕，寐浅，神倦，纳便正常，白带不多。B超发现子宫内膜钙化灶。下腹腹壁手术瘢痕处可以触及细小结节。妇科检查：外阴无殊，阴道通畅；宫颈光滑，宫体后位、正常大小、活动、质地中等、无压痛；两侧附件无压痛。生育史：1-0-1-1。舌淡红，苔薄白，脉细。

西医诊断：腹壁切口子宫内膜异位症。

治法：活血散结。

处方：大黄 10g，制乳香 5g，制没药 5g，血竭 5g，䗪虫 10g，延胡索 10g，三棱 15g，莪术 15g，透骨草 30g，5 剂。共研细末，取适量用温水调匀，局部湿敷。

二诊：2012 年 10 月 6 日。连续腹壁切口处药物外敷。月经 9 月 20 日来潮，腹壁疼痛消失。中药守上方，续用 7 剂。

按语：以上所有的药物均具有活血化瘀作用，其中大黄兼有清热之功，乳香、没药、血竭、延胡索、透骨草具有活血止痛之功，䗪虫具有活血破瘀之功，三棱、莪术具有活血消癥之功。腹壁切口子宫内膜异位症治疗比较棘手，西医通常建议再次手术治疗，还难以根治。中医外治法可以控制经期的疼痛，足以让世人刮目相看。

○ 外敷治疗腹壁切口子宫内膜异位症半年案

初诊：2015 年 5 月 2 日。尤某，32 岁。剖宫产后，经期腹壁切口处撕裂样疼痛已经半年，体位改变时疼痛加剧，难以忍受。4 月 17 日 B 超检查：腹壁切门下病灶 23mm×13mm。舌淡红，苔薄白，脉细。

西医诊断：腹壁切口子宫内膜异位症。

治法：活血化瘀。

处方：①消癥汤（自拟方）加味。半枝莲 15g，白花蛇舌草 15g，夏枯草 15g，皂角刺 12g，三棱 10g，莪术 10g，海藻 12g，牡蛎 15g，荔枝核 10g，橘核 10g，制乳香 4g，制没药 4g，紫草 12g，王不留行 12g，刘寄奴 15g，浙贝母 10g，7 剂，水煎服。②阿魏化痞膏，局部外贴。

二诊：2015 年 7 月 11 日。上次月经 5 月 16 日来潮，腹壁疼痛减轻。末次月经 6 月 16 日来潮，3 天净，经量中等、色鲜红、无血块，腹壁疼痛消失。腹壁 B 超检查：病灶大小不变。今经期将近，舌脉如上。

处方：消癥汤加三七 3g，延胡索 10g，益母草 30g，7 剂，水煎服。

按语：清热活血，软坚散结的消癥汤内服，配合化痞消癥的阿魏化痞膏外治，内外结合治疗是该案腹壁切口子宫内膜异位症控制经行疼痛的关键。阿魏化痞膏的药物组成，参见"敷贴治疗产后盆腔巨大血肿会诊案"。

2.人工流产后盗汗

人工流产后盗汗指发生于人工流产之后所出现的盗汗症状。

○ 敷脐治疗人工流产后盗汗案

初诊：2008 年 5 月 17 日。熊某，33 岁。4 月 25 日孕 2 个多月行人工流产之后，即出现盗汗、恶寒。常觉腰部酸痛，外阴瘙痒坠痛，纳便正常，夜寐欠安。生育史：1-0-3-1。妇科检查：外阴无殊，阴道通畅；宫颈中度柱状上皮外移，宫体前位、大小正常、质地中等、活动、有压痛；两侧附件压痛。舌淡红，苔薄白，脉细软。

中医诊断：盗汗（表卫不固）。

治法：疏表固卫。

处方：①桑叶 30g，生黄芪 15g，山药 15g，白术 15g，薏苡仁 30g，浮小麦 15g，5 剂。水煎服。②何首乌 40g，研细末，加水调成糊状，分 5 日外敷脐部，每日 1 换。

二诊：2008 年 5 月 23 日。盗汗减轻，舌脉如上。

处方：①中药守上方，加糯稻根 20g，5 剂，水煎服。②何首乌敷脐同上。

三诊：2008 年 5 月 29 日。盗汗消失。

6 月 28 日随访，盗汗未再发生。

按语：案中有两处需做解释：其一，是盗汗用发汗的桑叶内服，似乎有悖。其实桑叶是一味既可发汗，又可敛汗的药物。其二，是何首乌除了滋补肝肾外，因其味涩，可以收敛止汗，单味研末水调敷脐即灵。《常见病验方研究参考资料》治自汗即用"何首乌为末，水调封脐中，用布缚定"。

3.输卵管冻结术后腰痛

输卵管冻结术后腰痛指输卵管冻结手术之后引起的腰痛症状。

○ 穴位点压治疗输卵管冻结术后腰痛

初诊：2019 年 10 月 15 日。叶某，61 岁。20 余年前行输卵管冻结术后，出现腰部疼痛，同房后痛甚，颈项痛，寐浅；便秘，日解 1 次，需服用通便药辅助排便；小便无殊。发现糖尿病 5 年。舌质滞，苔薄腻，脉细。

中医诊断：腰痛（肾虚）。

治法：温肾强腰。

处方：①济生肾气丸加味。熟地黄 12g，山萸肉 12g，山药 15g，泽泻 10g，茯苓 10g，牡丹皮 9g，肉桂 1g，附片 3g，车前子（包）10g，怀牛膝 15g，杜仲 12g，桑寄生 15g，续断 12g，丝瓜络 10g，7 剂，水煎服。②点按手背腰痛穴（位于手背 4、5 掌骨之间接近腕关节的凹陷处），当即使患者腰痛获得明显缓解。

二诊：2019 年 10 月 22 日。药后症状改善，头痛，舌脉如上。点按手背腰痛穴，当即使患者腰痛又获得缓解。

处方：中药守上方加白蒺藜 15g，忍冬藤 15g，7 剂，水煎服。

三诊：2019 年 10 月 29 日。腰部疼痛轻微，头痛轻微；药后大便正常，今大便 3 次，成形；腹部阵发性疼痛，两下肢痛，外感。舌脉如上。点按手背腰痛穴及下肢承山穴，使患者疼痛进一步缓解。

处方：中药守上方加潼蒺藜 12g，白芷 10g，防风 10g，7 剂，水煎服。

四诊：2019 年 11 月 5 日。颈项、腰腿疼痛均愈，吃苹果、香蕉即目糊，口干烫。舌淡红，苔薄白，脉细。

处方：归芍地黄汤加味。熟地黄 15g，山茱萸 10g，山药 15g，牡丹皮 9g，茯苓 10g，泽泻 10g，当归 9g，炒白芍 10g，菟丝子 15g，巴戟天 12g，淫羊藿 10g，枸杞子 15g，菊花 10g，谷精草 10g，钩藤 12g，石斛 12g，天花粉 15g，7 剂，水煎服。

按语：腰痛穴为经外奇穴。点按手背腰痛穴，可以使患者腰痛获得立竿见影的效果。承山穴常用于治疗腓肠肌痉挛、腰背神经痉挛。

4.子宫切除后附件囊肿

子宫切除后盆腔积液指子宫切除术后引起的盆腔积液。

○ 保留灌肠治疗子宫切除后附件囊肿 3 个月案

初诊：2013 年 4 月 8 日。包某，44 岁。3 个月前因子宫肌瘤行子宫全切术，术后即出现下腹部坠胀、肛门及尿道口不适，偶有腰酸、小便不适。既往体健，10 年前曾行阑尾切除术。3 月 25 日 B 超检查：子宫缺如，阴道残端未见异常，左附件囊肿约 39mm×55mm×70mm。4 月 8 日尿常规检查：尿隐血阳性。尿糖阴性，尿酮体弱阳性；尿白细胞 36/HP。生育史：1-0-2-1。妇科检查：外阴无殊，阴道通畅，阴道残端平整，宫颈、子宫缺如，两侧附件压痛。舌淡红，苔薄白，脉细。

西医诊断：子宫全切术后，左附件囊肿，慢性盆腔炎性疾病后遗症。

中医诊断：癥瘕（瘀热互结）。

治法：清热活血，软坚消癥。

处方：①消癥汤（大剂量）。三棱 15g，莪术 15g，半枝莲 30g，白花蛇舌草 30g，皂角刺 30g，石见穿 30g，牡蛎 30g，海藻 30g，荔枝核 15g，橘核 15g，制乳香 4g，制没药 4g，昆布 30g，鬼箭羽 15g，刘寄奴 15g，7 剂，水煎服。②活血化瘀灌肠液（丹参 30g，制乳香 10g，制没药 10g，三棱 15g，莪术 15g，海藻 15g，桃仁 10g，大血藤 30g，水煎成 100mL 而成）每次 50mL 保留灌肠，每日 1 次。

二诊：2013 年 5 月 9 日～7 月 1 日。以消癥汤（大剂量）加减，配合中药灌肠治疗，共 35 剂。5 月 27 日 B 超复查：子宫全切术后，左附件囊肿缩小为 23mm×48mm×45mm。

三诊：2013 年 7 月 23 日。小腹隐痛，便秘，胃寒。B 超复查：子宫全切术后，盆腔积液 17mm。

处方：①厚朴七物汤加减。厚朴 10g，枳壳 10g，制大黄 9g，甘草 6g，桂枝 6g，蒲公英 20g，败酱草 20g，大血藤 30g，延胡索 10g，川楝子 10g，大蓟 15g，小蓟 15g，7 剂，水煎服。②中药保留灌肠同上。

2013 年 8 月 5 日～8 月 28 日。继续予消癥汤（大剂量）加减治疗，上述症状好转。

四诊：2014 年 6 月 20 日。患者此次因"小腹隐痛 2 个月"就诊，6 月 6 日于某医院 B 超检查：盆腔积液 84mm×43mm×86mm。妇科检查：外阴无殊，阴道通畅，分泌物量中呈乳白色；宫颈、子宫缺如，左附件压痛。舌淡红，苔薄白，脉细。

处方：① OHSS 方（自拟方）加味。茯苓皮 30g，大腹皮 15g，陈皮 12g，桑白皮 10g，天仙藤 15g，赤小豆 20g，猪苓 10g，泽泻 10g，炒白术 10g，桂枝 6g，淡竹叶 20g，7 剂，水煎服。②硝呋太尔制霉素阴道软胶囊 1 盒，每日 1 次塞阴道。

五诊：2014 年 6 月 30 日。小腹隐痛，便秘。B 超检查：子宫全切术后，子宫直肠窝见前后径约 30mm 液性暗区。

处方：中药守上方加郁李仁 10g，7 剂，水煎服。

按语：子宫肌瘤行子宫全切术后，出现在附件的囊肿大多归因于瘀血的阻滞。由于伴发慢性盆腔炎性疾病后遗症，除了口服活血化瘀、清理湿热的药物外，同时加用活血化瘀灌肠液促使康复。

妇科杂病

不孕症

一年以上未采取任何避孕措施，性生活正常而没有成功妊娠，称为"不孕症"。其主要分为原发性不孕及继发性不孕。原发性不孕为从未受孕；继发性不孕为曾经怀孕，以后又不孕。

○ 针刺促进排卵治疗肥胖不孕症 1 年案

初诊：2013 年 12 月 4 日。姚某，26 岁。因"未避孕未孕 1 年余，要求助孕"就诊。

患者性生活正常，初潮 11 岁，平素月经紊乱，周期 1.5～3 个月，经期 5 天。末次月经 2013 年 11 月 8 日来潮，经量少，色偏暗，无血块，无痛经，无乳胀；伴腰酸，带下无殊，纳寐可，二便调。身高 172cm，体重 120kg，身体质量指数为 40.56，属于非常肥胖。今年 2 月份起，因"多囊卵巢综合征"服用中药及炔雌醇环丙孕酮片治疗，服后头晕不适。体检：颈后及两侧大腿内侧见黑棘皮征，脐上有毳毛。妇科检查：外阴无殊，阴道通畅，分泌物量多色白；宫颈光滑，宫体后位、质地中等、正常大小、活动、无压痛；两侧附件无压痛。辅助检查：糖化血红蛋白6.1%，空腹血糖6.57mmol/L。抗胰岛素抗体测定阴性。7月23日测LH6.06U/L，FSH5.68U/L，$E_2$99pmol/L，P1.25nmol/L，T1.62nmol/L，PRL309.67mIU/L，甲状腺功能正常。7月31日B超检查：子宫内膜厚度8mm，宫体三径之和13cm；两侧卵巢多囊样改变，左侧卵巢34mm×19mm，右侧卵巢33mm×19mm。12月4日B超检查：子宫内膜厚度4mm，宫体三径之和11.1cm。丈夫未查精检。舌淡红，苔薄白，脉细。

西医诊断：①多囊卵巢综合征；②糖耐量异常。中医诊断：不孕症（痰湿）。

治法：健脾理气，化痰除湿。

处方：苍术12g，荷叶15g，薏仁米50g，茯苓皮30g，泽泻15g，黑大豆30g，苏梗30g，车前子10g，大腹皮12g，槟榔10g，炙大黄6g，香附10g，7剂，水煎服。

二诊：2013年12月11日。舌脉如上。苍附导痰汤加减配合针刺促排卵治疗。

三诊：2013年12月24日。排卵未成功，舌脉如上。

治法：通下利水清热。

处方：导水汤加味。炙大黄10g，滑石20g，炒黄芩10g，黑丑10g，蚕沙15g，荷叶15g，泽泻15g，茯苓皮20g，大腹皮20g，车前子10g，路路通10g，7剂，水煎服。

四诊：2014年1～2月。中药守上述二方加减，如有不适，随证易方化裁。月经2月25日来潮。

五诊：2014年3月。子宫内膜8～10mm，中药助孕汤（自拟方），配合西药、针刺排卵（气海、中极、归来、子宫、三阴交、足三里穴）。归来和子宫穴带电针，所有针总共留针30分钟，出现卵巢过度刺激。

六诊：2014年4月。月经4月2日来潮，口服来曲唑片，每日2.5mg，连续5天，月经中期促排卵治疗（取穴同上）助孕。舌脉如上。

七诊：2014年5月23日。针刺促排卵治疗，B超检查提示已排卵，指导同房，监测基础体温。舌脉如上。

八诊：2014年6月6日。测绒毛膜促性腺激素63.9U/L，成功受孕。舌脉如上。

治法：益肾安胎。

处方：①温肾安胎汤（自拟方）。鹿角10g，淫羊藿10g，巴戟天10g，菟丝子12g，续断12g，杜仲12g，桑寄生12g，莲房10g，仙鹤草15g，山药15g，阿胶（烊冲）10g，6剂。②黄体酮针20mg，每日1次，肌肉注射。

九诊：2014年6月12日。水泻1周，日解五六次，伴腹痛。舌淡红，苔薄白，脉细。

治法：清热升阳除湿。

处方：①黄芩汤加味。黄芩炭10g，生白芍20g，炙甘草5g，大枣5个，煨葛根10g，防风10g，神曲5g，4剂。②黄体酮针20mg，每日1次，肌肉注射。

十诊：2014年6月16日。大便软，次数频。舌脉如上。

治法：健脾止泻。

处方：七味白术散加味。党参片12g，炒白术10g，茯苓10g，炙甘草6g，木香10g，葛根15g，藿香5g，神曲10g，佩兰6g，炒谷芽10g，炒麦芽10g，防风10g，薤白10g，3剂。

十一诊：2014年6月28日。B超检查：宫内早孕约7周，胚芽8mm，可见原始胎心搏动。

按语：多囊卵巢综合征是导致许多女性不孕的原因，其中主要包括卵泡不能成熟和排卵障碍。针灸气海、中极、归来、子宫、三阴交、足三里等穴，可以促使成熟的卵泡排出，提高妊娠率。

○ 保留灌肠治疗两侧输卵管粘连不孕2年案

初诊：2003年1月29日。严某，25岁。药流之后未避孕2年未孕。平时月经延后半月，经量正常，经色红，无血块，偶有痛经；经前乳房胀痛，腰腹发胀，白带色黄有异味。月经 1 月 12 日来潮。输卵管碘油造影提示：鞍形子宫、两侧输卵管伞端及伞周不全粘连性病变，通而不畅。抗精子抗体阴性、抗子宫内膜抗体阴性、TORCH 检查阴性。B 超显示：子宫三径之和 17cm。妇科检查：外阴无殊，阴道通畅；宫颈光滑，宫体前位、偏小、活动、质地中等、压痛；左侧附件压痛，右侧附件无压痛。舌淡红，苔薄白，脉细。

西医诊断：①继发不孕；②鞍形子宫；③两输卵管伞端及伞周不全粘连；④子宫偏小；⑤月经稀发。中医诊断：不孕（瘀热阻滞）。

治法：活血化瘀，清理湿热。

处方：①三七红藤汤（自拟方）。三七 4g，大血藤 30g，莪术 12g，三棱 12g，皂角刺 15g，制乳香 5g，制没药 5g，水蛭 10g，蒲公英 20g，败酱草 20g，丹参 15g，石见穿 30g，路路通 12g，以上方加减，45 剂。②大黄䗪虫丸，每次 3g，每日 3 次，吞服。③活血化瘀灌肠液（丹参 30g，制乳没各 10g，三棱 15g，莪术 15g，海藻 15g，桃仁 10g，大血藤 30g，水煎成 100mL 而成），每次 50mL 保留灌肠，每日 1 次。④理疗每日 2 小时，连续 10 次（微波治疗仪）。

末次月经 1 月 12 日来潮，2 月 6 日测 E_2、PRL、T 基本正常，P3.0。舌脉如上。

二诊：2003 年 4 月 1 日。月经 2 月 23 日来潮，尿妊娠试验阴性。使用黄体酮每日 20mg，肌肉注射，连续 3 天。

三诊：2003 年 4 月 10 日。尿妊娠试验阳性。舌淡红，苔薄白，脉细。

治法：温补肾阳，安胎。

处方：温肾安胎汤（自拟方）。鹿角片 10g，菟丝子 12g，续断 12g，杜仲 12g，桑寄生 15g，怀山药 15g，淫羊藿 12g，巴戟天 12g，仙鹤草 15g，莲蓬 10g，苎麻根 12g，4 剂，水煎服。

四诊：2003 年 4 月 15 日。测血 HCG3501mIU/mL，大便结，下腹疼痛。舌淡红，苔薄白，脉细。中药守上方加生白术 20g，10 剂，水煎服。

按语：输卵管因素引起的不孕，占了不孕症发病率中的 1/3，因此是一个重大的课题。两输卵管伞端及伞周不全粘连，从中医的病因学来分析，大都归属于瘀热所致。因此，活血化瘀、清理湿热成为治疗的主要手段。活血化瘀灌肠液和物理微波治疗方法的介入，极大提高了该病的治疗效果，起到了三管齐下的作用，尤其是后两者的就近病位的治疗，大大缩短了疗程。

○ 保留灌肠治疗输卵管积水粘连不孕 7 年案

初诊：2002 年 6 月 19 日。陈某，28 岁。未避孕 7 年未孕，月经周期 28 天，经期 2～3 天，经量少，色暗红，夹血块，经前偶有小腹疼痛。带下量多，色黄，有异味。2002 年 5 月 8 日腹腔镜检查提示：两侧输卵管积水、粘连。末次月经 6 月 8 日来潮。妇科检查：外阴无殊，阴道通畅；宫颈光滑，宫体前位、正常大小、活动、质地中等、压痛；两侧附件压痛。生育史：0-0-2-0。舌淡红，苔薄白，脉细。

西医诊断：①继发不孕；②慢性盆腔炎症疾病后遗症；③两侧输卵管积水伴粘连。中医诊断：不孕（瘀热阻滞）。

治法：活血化瘀，清理湿热。

处方：①三七红藤汤（自拟方）。三七 4g，大血藤 30g，莪术 12g，三棱 12g，皂角刺 15g，制乳香 5g，制没药 5g，水蛭 10g，蒲公英 20g，败酱草 20g，丹参 15g，石见穿 30g，大腹皮 12g，以上方加减，20 剂，水煎服。②大黄䗪虫丸，每次 2 丸，一日 2 次，口服。③活血化瘀灌肠液（自拟方。由丹参 30g，制乳没各 10g，三棱 15g，莪术 15g，海藻 15g，桃仁 10g，大血藤 30g，水煎成 100mL 而成），每次 50mL 保留灌肠，每天 1 次。④物理微波治疗，每日 2 小时，连续 10 次（微波治疗仪）。

治疗期间监测基础体温均为单相。

二诊：2002 年 7 月 12 日。月经 7 月 10 日来潮，经量中等，今未净；下腹疼痛，大便稍结，舌脉如上。

治法：调气清湿热。

处方：四逆清带汤加减（自拟方）。柴胡 10g，白芍 10g，枳壳 8g，蒲公英 15g，大蓟 15g，小蓟 15g，鱼腥草 15g，大血藤 10g，败酱草 12g，贯众 15g，决明子

10g，川楝子 10g，生甘草 5g，3 剂，水煎服。

三诊：2002 年 7 月 17 日。经行 3 天净，舌脉如上。

治法：活血化瘀，清理湿热。

处方：①三七红藤汤（自拟方），19 剂，水煎服。②大黄䗪虫丸，每次 2 丸，一日 2 次口服。③活血化瘀灌肠液保留灌肠，结合物理微波治疗。

检测基础体温高相可达 36.7℃。

四诊：2002 年 8 月 8 日。月经 8 月 8 日来潮，无不适，舌脉如上。

中药守 2002 年 7 月 12 日方，4 剂。

五诊：2002 年 8 月 12 日。经水已净，无不适，舌脉如上。

治法：活血化瘀，清理湿热。

处方：①三七红藤汤（自拟方），21 剂，水煎服。外阴瘙痒时，加白鲜皮 12g，地肤子 12g；头痛，加决明子 20g，菊花 12g，珍珠母 20g；乳房胀痛，加山慈姑 12g，夏枯草 12g，漏芦 12g。②大黄䗪虫丸，每次 2 丸，一日 2 次口服。③活血化瘀灌肠液保留灌肠，结合物理微波治疗。

六诊：2002 年 9 月 16 日。月经未潮，尿妊娠试验阳性。给予住院保胎，后经 B 超检查证实宫内单胎，存活。

按语：输卵管积水伴粘连造成的不孕症，的确是难以一时治愈之疾，其原因是时至今日尚无可以松解粘连的内服西药。但内服活血化瘀、清理湿热中药、活血化瘀药物的保留灌肠和物理微波三联结合治疗，可以促使部分输卵管积水伴粘连的患者获得妊娠成功，这是不争的事实。

○ 保留灌肠治疗子宫内膜异位症不孕 8 年案

初诊：2000 年 11 月 27 日。谷某，36 岁。取环后 8 年未孕，月经周期正常，经期 3 天，经量较少，经色偏暗，腰酸，经前头痛，平时健忘，乏力。月经 11 月 14 日来潮。生育史：1-0-0-1。妇科检查：外阴无殊，阴道通畅；宫颈光滑，宫体前位、活动、质地中等、压痛；右侧附件压痛，左附件无压痛；两侧子宫骶骨韧带触及大小不等痛性结节。舌红，苔黄，脉细。

西医诊断：①继发不孕；②子宫内膜异位症。中医诊断：不孕（瘀热）。

治法：清热化瘀。

处方：①消癥汤（自拟方）。半枝莲12g，白花蛇舌草12g，莪术12g，三棱12g，皂角刺10g，夏枯草15g，荔枝核12g，橘核12g，牡蛎25g，海藻12g，制乳香5g，制没药5g，石见穿15g，5剂，水煎服。②桂枝茯苓丸，每次3片，每日3次吞服。③活血化瘀灌肠液，每日50mL保留灌肠。

二诊：2000年12月4日～2001年1月28日。

运用上方加减，配合吞服大黄䗪虫丸、健妇丸一共服用11剂；胃部不适时，改用香砂六君丸加减共服13剂，半夏泻心汤加减共服10剂；大便溏薄时，服用七味白术散加减共6剂。12月20日测基础体温单相，用安宫黄体酮片后，月经分别于12月20日、1月15日来潮，1月19日口服氯米酚片，同时用活血化瘀灌肠液保留灌肠。

三诊：2001年1月29日。B超监测：右侧卵巢卵泡1.7cm×1.5cm。胃部隐痛，头痛经头颅多普勒检查提示大脑前、中动脉痉挛可能，口苦。舌淡红，苔薄白，脉细。

治法：益肾平肝。

处方：菟丝子12g，枸杞子12g，覆盆子12g，续断12g，杜仲12g，鹿角片10g，桑椹12g，何首乌12g，地龙10g，僵蚕10g，巴戟天12g，淫羊藿10g，蔓荆子10g，2剂，水煎服。

四诊：2001年1月31日～2月9日。B超监测已经排卵，基础体温双相。

处方：中药守上方加减，8剂，水煎服。

五诊：2001年2月14日。月经2月14日来潮，经量不多，小腹下坠，舌脉如上。

治法：疏肝气，清湿热。

处方：①柴胡10g，白芍10g，枳壳8g，生甘草5g，蒲公英12g，败酱草12g，大血藤15g，大蓟15g，小蓟15g，鱼腥草12g，砂仁（冲）4g，陈皮10g，白花蛇舌草12g，5剂，水煎服。②健妇丸，每次2粒，每日3次。

六诊：2001年2月19日。经净，腰痛，舌脉如上。

治法：清湿热，祛瘀血。

处方：①仙方活命饮加减。金银花12g，防风10g，白芷10g，当归5g，陈皮8g，白芍10g，生甘草5g，天花粉10g，制乳香5g，制没药5g，皂角刺10g，蒲公英12g，大血藤12g，败酱草12g，5剂。②妇科千金片，每次6片，每日3次吞服。

七诊：2001年2月26日～3月7日。B超监测：右侧卵泡1.8cm×1.3cm，舌脉如上。

处方：菟丝子12g，枸杞子12g，覆盆子12g，巴戟天12g，淫羊藿10g，续断12g，杜仲12g，鹿角片10g，桑椹12g，何首乌12g，当归6g，熟地黄12g，12剂。

2001年2月28日B超显示卵泡消失，基础体温未上升，于3月1日开始肌内注射黄体酮，每日20mg，连续10天。

八诊：2001年3月13日～3月24日。月经3月12日来潮，其间服用下方加减。

处方：柴胡10g，白芍10g，枳壳8g，生甘草5g，蒲公英12g，败酱草12g，大血藤15g，大蓟15g，小蓟15g，鱼腥草12g，砂仁（冲）4g，陈皮10g，白花蛇舌草12g，共15剂，水煎服。

2001年3月19日输卵管碘油造影，提示两侧输卵管通畅。术后用清热解毒灌肠液，每日50mL保留灌肠。

九诊：2001年3月30日～4月6日。腰及小腹疼痛，咳嗽，舌脉如上。

处方：①三七4g，大血藤20g，蒲公英15g，败酱草12g，皂角刺15g，石见穿15g，制乳香5g，制没药5g，路路通10g，水蛭10g，桃仁10g，大腹皮12g，浙贝母10g，瓜蒌皮10g，冬瓜仁20g，15剂，水煎服。②清热解毒灌肠液，每日50mL，保留灌肠。

十诊：2001年4月16日～5月4日。月经4月6日来潮，B超监测：右侧卵泡1.2cm×1.3cm，腰痛，舌脉如上。

处方：以消癥汤为基本方加减。半枝莲12g，白花蛇舌草12g，莪术12g，三棱

12g，皂角刺 10g，夏枯草 15g，荔枝核 12g，橘核 12g，牡蛎 25g，海藻 12g，制乳香 5g，制没药 5g，石见穿 15g，19 剂，水煎服。同时分别服用大黄䗪虫丸、桂枝茯苓丸、逍遥丸。

十一诊：2001 年 5 月 5 日。基础体温 37℃，腰痛，头痛，舌脉如上。

治法：补益肝肾。

处方：菟丝子 12g，枸杞子 12g，覆盆子 12g，巴戟天 12g，淫羊藿 10g，续断 12g，杜仲 12g，鹿角片 10g，桑椹 12g，何首乌 12g，当归 6g，熟地黄 12g，旱莲草 15g，女贞子 12g，5 剂，水煎服。

十二诊：2001 年 5 月 8 日。基础体温 37℃，妊娠试验阳性。继续用益肾安胎药物治疗。

按语：子宫内膜异位症是引起不孕症的原因之一，其中医病因多归咎于瘀热。活血化瘀药物的内服和清热解毒灌肠液的保留灌肠相结合，解决了这一难题。活血化瘀灌肠液组成参见"保留灌肠治疗输卵管积水粘连不孕 7 年案"。清热解毒灌肠液由大血藤、败酱草、蒲公英、皂角刺、延胡索、赤芍、大腹皮组成。

附

其他疾病

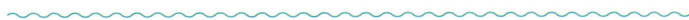

1.敷法治疗高血压会诊案

会诊一：2016 年 11 月 15 日。刘某，67 岁。主诉：发现高血压 20 余年，加重 7 天。

患者发现高血压病史 20 余年，近 2 年规律服用络活喜片，每日 1 片，血压控制在 180/90mmHg 以内。近 7 天血压波动较大，下午 4 点及晨起最高，达 208/95mmHg，晚餐后及早餐后血压降低至 135/64mmHg，西医另外加服倍他乐克片，每日 1 片，血压无明显下降。中医内科治疗，投用羚羊角、钩藤、夏枯草之属，依然无效。平素肥胖，容易出汗，口臭，常嗳气，无腹胀。下午血压升高时常伴有畏寒，需吃带汤的热食后，畏寒好转，血压也随之逐渐下降。小便频多，约半小时 1 次，每晚夜尿 5 次；大便时溏时干，以溏便为多。嘱继续维持服用西药。舌稍淡嫩，苔薄腻，脉沉细。

西医诊断：高血压。

中医辨证：肾阳虚弱，浮阳上越。

治法：温补肾阳，摄纳浮阳。

处方：肾气丸加味。桂枝 3g，淡附片 3g，熟地黄 15g，山药 15g，山茱萸 10g，牡丹皮 10g，茯苓 10g，泽泻 10g，杜仲 10g，怀牛膝 20g，桑寄生 15g，苍术 10g，3 剂，水煎服。

会诊二：2016 年 11 月 19 日。药后下午畏寒减轻，小便次数减少，血压波动在（164～190）/（80～84）mmHg 之间，咽干。舌苔腻减，脉如上。

处方：中药守上方，怀牛膝改为 30g，加木蝴蝶 5g，7 剂，水煎服。

会诊三：2016 年 11 月 25 日。下午身冷减轻，11 月 22～24 日下午，血压波动在（180～197）/（85～94）mmHg 之间，下肢抽筋，右手指麻木，头筋掣动。舌脉如上。

处方：桂枝 3g，淡附片 5g，熟地黄 15g，山药 15g，山茱萸 10g，牡丹皮 10g，茯苓 10g，泽泻 10g，杜仲 10g，桑寄生 15g，川牛膝 30g，地龙 10g，白芍 12g，7 剂，水煎服。

会诊四：2016 年 12 月 1 日。下午身冷减轻，偶发，11 月 25 日～12 月 1 日下午血压波动在（164～186）/（81～86）mmHg 之间，手指麻木，头筋掣动消失，矢气多，胃脘不适，嗳气多。舌稍淡嫩，苔薄白，脉沉细。

处方：①桂枝 3g，淡附片 6g，熟地黄 15g，山药 15g，山茱萸 10g，牡丹皮 10g，茯苓 10g，泽泻 10g，杜仲 10g，桑寄生 15g，川牛膝 30g，赤小豆 15g，降香 5g，7 剂，水煎服。②吴茱萸 15g，研末，水调敷涌泉穴。

会诊五：2016 年 12 月 8 日。下午身冷基本消失，近日血压波动在（156～185）/（78～88）mmHg 之间；夜尿 3～4 次，下午小便 1～1.5 小时 1 次；胃脘转舒，大便软，矢气稍多。舌脉如上。

处方：①中药守上方，去赤小豆、降香，桑寄生改为 30g；加厚朴 10g，天麻 10g，7 剂，水煎服。②吴茱萸 15g，研末，水调敷涌泉穴。

会诊六：2016 年 12 月 14 日。偶觉下午身冷，近日血压波动在（165～179）/（71～87）mmHg 之间；夜尿 3～4 次，下午小便 1.5～2 小时 1 次；大便成形，矢气多。舌淡红，苔薄白，脉细。

处方：中药守 12 月 1 日方，去赤小豆、降香，桑寄生改为 30g，加天仙藤 10g。7 剂，水煎服。②吴茱萸 15g，研末，水调敷涌泉穴。

会诊七：2016 年 12 月 21 日。午后身冷消失，血压 162 ～ 187/67 ～ 86mmHg。舌脉如上。

处方：①桂枝 6g，淡附片 9g，熟地黄 15g，山药 15g，山茱萸 10g，牡丹皮 10g，茯苓 10g，泽泻 10g，杜仲 15g，桑寄生 30g，川牛膝 30g，天仙藤 10g，7 剂，水煎服。②吴茱萸 15g，研末，水调敷涌泉穴。

会诊八：2016 年 12 月 28 日。午后身冷现象消失，偶觉头晕，血压波动在（165 ～ 192）/（72 ～ 90）mmHg 之间，偶觉头晕，夜尿 3 次。舌淡红，苔薄白，脉细。

处方：①中药守上方，加磁石（先煎）20g，龟甲（先煎）30g，7 剂，水煎服。②吴茱萸 15g，研调敷涌泉穴。

会诊九：2017 年 1 月 12 日。身冷消失，偶觉潮热，血压波动在（160 ～ 218）/（72 ～ 92）mmHg 之间。舌淡红，苔薄白，脉细。

处方：中药守 12 月 21 日方，去天仙藤；加鳖甲（先煎）20g，丹参 15g。7 剂，水煎服。

会诊十：2017 年 1 月 19 日。服药后血压无明显下降，重新将桂枝减至 3g，淡附片减至 6g。今日血压 168/72mmHg。

以后随访 1 个月，血压平稳。

按语：对于高血压的常规治疗，通常是用清热平肝法，但从辨证的角度看，并非全部如此，还有肾阳虚弱、浮阳上越者。赵献可《医贯·相火龙雷论》称"火有人火，有相火。人火者，所谓燎原之火也，遇草而燕，得木而燔，可以湿伏，可以水灭，可以直折，黄连之属可以制之。相火者，龙火也，雷火也，得湿则焰，遇水则燔，不知其性而以水折之，以湿攻之，适足以光焰烛天，物穷方止矣。识其性者，以火逐之，则焰灼自消，炎光扑灭。古书泻火之法，意盖如此。今人率以黄柏治相火，殊不知此相火者，寄于肝肾之间，此乃水中之火，龙雷之火也。若用黄柏苦寒之药，又是水灭湿伏，龙雷之火愈发矣。龙雷之火，每当浓阴骤雨之时，火焰愈炽，或烧毁房屋，或击碎木石，其势诚不可抗。惟太阳一照，火自消灭。此得水则炽，得火则灭之一验也……明于此义，故惟八味丸桂附与相火同气，直入肾中，据其窟宅而招之，同气相求，相火安得不引之而归原"。这类患者，需要温补肾阳，摄纳浮阳的逆治方法。《中华民间秘方大全》记载高血压"吴萸烘干，研为细末，用醋或凡士林调成软膏，于晚上敷足涌泉穴，次日除去，连敷 15 ～ 20 天"。使用吴茱萸敷涌泉穴，属于引热下行的外治法，协同内服药物，殊途同归。

2.针刺治疗头痛案

1974 年某日。马某，23 岁。睡眠之后两侧颞部疼痛，颈项不利，眉棱骨近内眦处疼痛，视物不清。

处方：取两侧昆仑穴针刺，捻针 2 分钟，留针 10 分钟，强刺激行针一次。

针感出现，诸症尽消。

按语：昆仑穴属于足太阳膀胱经，主治头痛项脊强直，神经性头痛。本次取穴属于循经取穴。

3.针刺治疗三叉神经痛案

1973 年某日。王某，20 岁。晨起左侧眼睛视物不清，随后左睑麻木，转而疼痛，逐渐加剧，致左目不能张；左侧牙齿也痛，服用止痛药无效，坐立不安，捂脸而来。

处方：取左侧太阳穴、阳白穴、攒竹穴、颊车穴、下关穴，针刺后留针 10 分钟，中等刺激。

起针时，已经痛止，目明，齿利，高兴而返。

按语：太阳穴、阳白穴、攒竹穴、颊车穴、下关穴均系三叉神经分布之处，属于局部就近取穴。

4.针刺治疗神经官能综合征

初诊：1972年8月15日。王某，50岁。一天我出诊，见到一位患者面部、鼻部布满红色丘疹。自诉头面部皮肤紧绷如箍，一侧耳鸣不止，心中莫名难受，头额部自觉血液流动，头顶有如烧开的茶壶突突冒热气，夜不能寐，倦怠乏力。西医曾经诊断为高血压、神经官能综合征。取百会穴、上星穴、印堂穴、外关穴（双侧）、神门穴（双侧）、曲池穴（双侧）、足三里穴（双侧）、侠溪穴（双侧）。凡双侧穴位者，隔日轮流取穴。

二诊：1972年8月16日。治疗后症状减轻，耳鸣近乎消失。头顶如茶壶煮沸冒气状，一侧眼皮跳动。

处方：取穴同上，加针阳白穴、四神聪穴。

针后症状当即消失。

三诊：1972年8月17日。夜已能寐，下午头部出现轻微脉管搏动感，头面部皮肤紧绷感减轻，耳鸣再度减轻。取穴同上，加翳风穴。

四诊：1972年8月18日。其余症状消失。

处方：取四神聪穴、百会穴、后顶穴、足三里穴、曲池穴、外关穴、大陵穴。

按语：印堂穴、上星穴、百会穴、后顶穴归属督脉，阳白穴、侠溪穴归属足少阳胆经，外关穴、翳风穴归属手少阳三焦经，足三里穴归属足阳明胃经，曲池穴归属手阳明大肠经，神门穴归属手少阴心经，大陵穴归属手厥阴心包经，四神聪为经外奇穴。取穴远近结合，选经阴阳相配，或泻阳经之火，或宁心阴之神。

5.针刺治疗失眠3年案

初诊：1973年4月9日。刘某，26岁。失眠、多梦、心悸已经3年，其间多次药物治疗鲜有疗效，故中止治疗。

检查发现，患者少海穴下三寸内有明显压痛点，胆经脑空穴上1～2寸（称为衰弱点）明显压痛。

处方：取两个敏感点，双侧同时针刺，留针刺激。

二诊：1973年4月10日。治疗之后，睡眠显著改善，不再做梦。治疗同上。

三诊：1973年4月11日。睡眠继续改善。

处方：取两侧神门穴、衰弱点针刺，中等强度刺激。

四诊：1973年4月13日。睡眠良好。

处方：取两个少海下敏感点，衰弱敏感点，双侧同时针刺，留针中等刺激。

五诊：1973年4月15日。治疗同上。

六诊：1973年4月18日。治疗同上。

七诊：1973年4月23日。能够保持每日6～7小时的睡眠时间。治疗同上。

八诊：1973年4月27日。每日能够保持7～8小时的睡眠时间，无梦，心悸消失。治疗同上，采用轻度刺激手法巩固疗效。

按语：少海穴归属手少阴心经，脑空穴归属足少阳胆经，当其附近出现压痛点时便成为阿是穴，是治疗失眠的最佳穴位。神门穴归属少阴心经。从其取穴可以看出泻火宁心的意图。

6.敷法治疗小便癃闭5天会诊案

初诊：2000年12月6日。方某，32岁。有慢性盆腔炎性疾病病史，腰腹持续性疼痛较剧4天，伴恶心；月经延期，阴道少量出血2天，尿妊娠试验阴性。住院4天，B超检查：盆腔探及前后径4.9cm液性暗区，内见多条飘浮回声及光点回声，宫内节育环下移。血液常规检查：白细胞23.9×10^9/L，血红蛋白14.9g/L。妇科检查：外阴无殊，阴道通畅；宫颈中度柱状上皮外移，宫体前位、正常大小、活动、质地中等、压痛；两侧附件压痛。西医诊断：①慢性盆腔炎性疾病急性发作；②宫内节育器移位。住院后经抗炎治疗3天，经水未潮，白细胞下降至11.5×10^9/L。12月12日下腹疼痛，先出现排尿淋沥不尽，继而小便潴留，导尿 1000mL，放置导尿管，定时开放。12 月 13 日检查膀胱积尿高达脐下二指，肌内注射新斯的明结合针灸、抗炎治疗，效果不佳。12 月 14 日拔去导尿管之后，排尿仍困难，下腹压痛。

会诊一：2000 年 12 月 16 日。病史如上，舌紫红，苔黄腻，脉滑细。

中医诊断：癃闭（肾气不化）。

治法：通阳化气，行气渗湿。

处方：滋肾通关丸加味。肉桂 5g，炒黄柏 10g，知母 8g，车前子（包煎）20g，枳壳 30g，生黄芪 30g，大腹皮 15g，琥珀（吞）3g，茯苓皮 30g，猪苓 15g，海金砂 15g，川牛膝 15g，3 剂。中药煎服，药渣下腹部热敷。

用药之后小便即通。

按语：李东垣《兰室秘藏》小便淋闭论中有"治不渴而小便闭热在下焦血分"方，由黄柏、知母、肉桂组成，这便是后世著名的滋肾通关丸。方中知母、黄柏滋阴泻火，肉桂温阳化气。有人担忧肉桂辛热，对小便癃闭治疗不利，而未知膀胱能够得气化方能出溲者，全在气化。案中所用之方亦仿济生肾气丸之意。服药之后，药渣热敷下腹，更属巧思妙想，可助温热，通利膀胱之气于顷刻之间。

7.敷法治疗小便频数10余年案

初诊：2022 年 10 月 28 日。桂某，42 岁。患者因尿频尿急 10 余年前来就诊。

15 年前顺产后，患尿道口息肉，尿频尿急，排尿频率达 20 次 / 日左右，尿道口息肉术后症状稍改善，但仍尿频。清晨、睡前尤甚，晨起洗漱 20 分钟排尿 5 次，情绪波动后排尿增至 7～8 次。既往月经规律，周期 33～35 日，经期 5～6 日净。末次月经 10 月 1 日来潮，经量中等，痛经尚可忍受，血块下后较前减轻。近 2 年，患者月经净后间隔 2 日，阴道出现少许红色或咖啡色阴道分泌物，持续两日即净。平素纳可，寐安，大便三四日一行。2022 年 8 月 8 日 B 超显示宫腔内团块，子宫内膜息肉可能。2022 年 10 月 28 日 B 超显示子宫内膜厚度 11.9mm、子宫肌瘤

8mm×7mm×10mm，右侧卵巢囊肿 22mm×17mm×15mm、盆腔积液 18mm。B超残余尿：残余尿 3.7mL。尿常规正常。白带常规清洁度Ⅲ级，β-N-乙酰氨基葡萄糖苷酶（＋）。既往有甲状腺恶性肿瘤行右甲状腺切除术史，膀胱镜手术史，宫腔镜下息肉切除史。生育史：2-0-2-2（1顺产，1剖腹，已结扎）。舌淡红，苔薄白，脉细。

西医诊断：神经性尿频。中医诊断：淋证。

辨证：肝郁肾虚。

治法：疏肝益肾。

处方：逍遥散加味。柴胡 9g，白芍 10g，当归 6g，白术 10g，茯苓 10g，薄荷 5g，桑螵蛸 12g，覆盆子 12g，五味子 12g，炙甘草 5g，7 剂，水煎服。

二诊：2022 年 11 月 4 日。尿急已除，尿频仍存。舌脉如上。

处方：①逍遥散加桑螵蛸 15g，益智仁 12g，补骨脂 10g，鸡内金 10g，乌药 6g，7 剂，水煎服。②益智仁 10g，潼蒺藜 15g，7 剂。用免煎颗粒加水调后，敷脐。

三诊：2022 年 11 月 13 日。小便次数减少。舌脉如上。

处方：①中药守上方加覆盆子 15g，7 剂，水煎服。②益智仁 10g，潼蒺藜 15g，7 剂。用免煎颗粒加水调后，敷脐。

四诊：2022 年 11 月 18 日。尿急减轻。舌脉如上。

处方：①中药守上方加五味子 3g，猪膀胱 1 个，7 剂，水煎服。②潼蒺藜 15g，五味子 10g，7 剂。用免煎颗粒加水调后，敷脐。

五诊：2022 年 11 月 25 日。自我感觉满意，药后尿频症状十除七八。舌脉如上。

处方：①中药守上方加覆盆子 20g，7 剂，水煎服。②外治法守上方，7 剂。用免煎颗粒加水调后，敷脐。

六诊：2022 年 12 月 2 日。小便次数已经正常，便秘。舌脉如上。

处方：①中药守上方加女贞子 20g，小麦 30g，7 剂，水煎服。②潼蒺藜 15g，五味子 10g，7 剂。用免煎颗粒加水调后，敷脐。

按语：神经性尿频，大都与患者精神情绪相关。患者在精神情绪紧张的情况下，病情会加剧。通常用疏肝理气的逍遥散为基本方内服治疗，可以舒缓紧张情绪。该案由于辨证属于肝郁肾虚，故加用益智仁、潼蒺藜，或潼蒺藜、五味子具有补益肾气、收敛小便的药物，研细填敷脐中，以增强临床疗效。

8.针刺治疗急性胃痉挛4小时案

蔡某，34岁。诊疗地点：黑龙江七台河粮库。

1973年8月16日下午，患者由4名男性用门板抬来，呻吟号叫，躯体扭曲，称胃脘剧烈疼痛已经4小时未止，且有增无减。既往有类似病史。此次发作时，曾经注射硫酸阿托品针、服用阿片（当地民间有私藏少许阿片做药的风俗），无效。我予以检查后诊断。

西医诊断：急性胃痉挛。中医诊断：胃脘痛。

治法：针刺双侧足三里穴，持续强刺激15分钟；针刺中脘穴，持续强刺激1分钟，快速捻转并提插。总共留针20分钟。

观察患者由号叫转为呻吟，由呻吟转为安静，直至胃痉挛疼痛完全解除，总共用时不到30分钟。随后患者自己下地，笑谢而去。

按语：急性胃痉挛是起病急骤，痛苦异常的疾病，必须马上解决。中脘穴为就近取穴，足三里穴为循经远处取穴。运钍时用强刺激，可以缓解胃肠的痉挛状态，具有立竿见影的疗效。

9.针刺治疗呃逆半小时案

1972年某日，吕某突发呃逆半小时不止。

取双侧膈俞穴针刺，下针呃止。再予以通电刺激5分钟，呃逆不复发作。

按语：膈俞穴归属足太阳膀胱经，有和胃气、宽胸膈的功能，真是穴如其名。

10.中指压迫治疗呃逆1小时案

1973年某日。徐某，18岁。中午时分曾经连续呃逆半小时方止，下午又连续呃逆1小时不能停止，心中惶然。

取患者一手中指，用拇指和食指捏住患者中指第二节指骨，由轻至重，逐渐加压。经过1分半钟的中指压迫治疗，患者呃逆停止。

按语：两手中指同时压迫亦可，通常5～15分钟见效，也可用于胃手术后的膈肌痉挛。

11.针刺治疗噤口痢5天案

初诊：1971年8月20日。王某，35岁。诊疗地点：黑龙江七台河特区东风公社万龙一队。

痢疾因水源污染流行，村民户户难免。患者洞泄五日未止，日泻数十行，大便红白相间，不闻食臭，卧床不起，低声呻吟，人瘦如篾。连日点滴氯霉素针无效，半夜延请诊视。触诊时，在足三里、伏兔、天枢穴位有明显压痛。

西医诊断：细菌性痢疾。中医诊断：噤口痢。

治法：针刺双侧足三里、伏兔、天枢穴，平补平泻，留针半小时。

针刺治疗后观察9小时，未发现腹痛腹泻。从此一切恢复如常。

按语：细菌性痢疾发病时，患者会在足三里、伏兔、天枢穴位出现明显压痛，这便是治疗的阿是穴。针刺伏兔等穴位治疗细菌性痢疾，在有些文献中有提及，但疗效如此迅捷，实出意料之外。村中当时发生十多例痢疾患者，均经针刺获得快速康复，比口服氯霉素、痢特灵更有效果。

12.针刺治疗复发性阑尾炎发作5小时案

1972年某日，薛某，原有慢性阑尾炎病史，拒绝手术治疗。今日右侧下腹剧烈疼痛5小时不能缓解，弯腰躬背，号哭不已。

右侧腹部呈弥漫性疼痛，逐渐集中于麦氏点，但未出现反跳痛。两侧阑尾穴出现明显压痛。

取双侧阑尾穴、右侧手三里穴、右侧天枢穴针刺，用泻法强刺激，10分钟后腹痛消失；留针半小时后起针，吩咐静卧，不可活动。但患者起床小便，之后便觉腹痛轻微发作，再针上穴，加针一侧耳穴肾上腺、皮质下，留针5分钟。

次日随访均安。2个月后、一年后再随访，腹痛未再复发。

按语：阑尾穴为经外奇穴，位于足三里穴直下2寸。发生阑尾炎时，常常在阑尾穴出现压痛，这便是阿是穴，治疗阑尾炎有特效。手三里穴归属大肠经，天枢穴归属足阳明胃经。前两穴属于远端循经取穴，后一穴属于就近取穴。针刺耳穴肾上腺、皮质下，可以增强身体的抗炎功效。

13.推拿法治疗小儿腹泻慢惊5个月案

初诊：1972年5月31日。刘某，男婴，7.5个月。诊疗地点：黑龙江七台河市粮库职工子女。慢性腹泻5个月，随时排泄稀便，一日不计其数，水谷不分，吃啥拉啥。腹部膨大，脐稍突，睡眠时遇声音辄惊醒，睡中双目不能完全闭合。曾自服参苓白术散、启脾丸、胖得生、肥儿丸、乳酶生、食母生等药无效。身体状况尚好。

治法：推拿补脾土300次，推三关300次，推大肠200次，补肺金300次，运土入水15次，揉中脘、神阙各2分钟，按脾俞、胃俞各10次，推上七节200次，揉龟尾300次，捏脊5次，按肩井5次。

二诊：1972年6月2日。治疗已经见效，大便次数减少。

治法：方法同上，加揉百会穴。

三诊：1972年6月3日。疗效显著，白天排便次数减少至2次、稍稀，睡眠中发惊已不显著。

治法：同上。

四诊：1972年6月5日。6月4日排便1次，6月5日排便2次，大便较前变稠，无水谷不分现象。慢惊现象大有好转。其母亲欲喂馎馎，被我制止。

治法：同上。

五诊：1972年6月6日。大便保持一日2次，早上大便正常，晚上稍稀。感受风邪，出现荨麻疹、发热，脉数。

治法：针刺双侧天枢、双侧足三里、双侧曲池、双侧血海穴。

六诊：1972年6月7日。外感已愈，大便日解1次，完全正常；不再发惊。继续治疗，以巩固疗效。

治法：同5月31日。

按语：小儿推拿无须服药，方法温柔，小儿容易接受，疗效可靠，广受家长喜爱，没有任何不良反应，值得推广。

14.针刺治疗支气管哮喘10年案

初诊：1970年1月22日。郭某，16岁。诊疗地点：黑龙江七台河特区东风公社万龙一队。患哮喘性支气管炎10余年，每临冬春季节加重，咳嗽痰鸣，痰黄带血，忌食咸物，咳嗽哮喘加剧时夜不能寐，步行5米路就得停步喘息。经中西医多方治疗鲜效。

中医诊断：哮喘（风寒阻肺）。

西医诊断：哮喘性支气管炎。

治法：针刺左侧治喘穴、双侧合谷穴，平补平泻，留针15分钟。

二诊：1970年1月23日。咳嗽稍减。针刺右耳平喘、胸、肺区等穴，捻转，留针 15 分钟。

三诊：1970 年 1 月 24 日。针刺左耳平喘、胸、肺区等穴，捻转，留针 15 分钟。

四诊：1970 年 1 月 25 日。针刺右耳枕、神门、肾上腺区等穴，捻转，留针 15 分钟。

五诊：1970 年 1 月 26 日。除受风呛外，未见喘息，无痰鸣。针刺左耳枕、神门、肾上腺区等穴，捻转，留针 15 分钟。

六诊：1970 年 1 月 27 日。针刺左耳肺、平喘、胸区等穴，捻转，留针 15 分钟。

七诊：1970 年 1 月 28 日。针刺右耳肺、平喘、胸区等穴，捻转，留针 15 分钟。

八诊：1970 年 1 月 30 日。针刺双侧合谷、列缺等穴，平补平泻，留针 15 分钟。

九诊：1970 年 1 月 31 日。针刺双侧太渊、偏历等穴，平补平泻，留针 15 分钟。

十诊：1970 年 2 月 1 日。针刺右忠阳穴，平补平泻，留针 15 分钟。

十一诊：1970 年 2 月 6 日。针刺左忠阳穴，平补平泻，留针 15 分钟；左耳神门、枕、肾上腺区等穴，捻转，留针 15 分钟。

十二诊：1970 年 2 月 7 日。针刺双侧定喘穴，平补平泻，留针 15 分钟；针刺右耳神门、枕、肾上腺区等穴，捻转，留针 15 分钟。

十三诊：1970 年 2 月 8 日。针刺左耳、胸、肺、平喘区等穴，捻转，留针 15 分钟；点刺右侧四缝穴。

十四诊：1970 年 2 月 9 日。针刺右耳、胸、肺、平喘区等穴，捻转，留针 15 分钟；点刺左侧四缝穴。

十五诊：1970 年 2 月 10 日。点刺右侧四缝穴。

患者哮喘、咳痰等症状均已消失，无须顾忌食咸。于风寒中步行八里地也不见喘息，与同学跑跳游戏，一切正常。

按语：哮喘性支气管炎是一种病程长、疗效差的顽固性疾病，随着气温的降低，经常复发。但针刺具有如此之好的疗效，实出意外。治喘穴、定喘穴、忠阳穴、四缝穴均归属经外奇穴；定喘穴位于第七颈椎棘突下，旁开 0.5 寸处，主治支气管炎、支气管哮喘；忠阳穴位于背部，第 5 胸椎棘突下凹陷两侧旁开一横指，主治哮喘，咳嗽；四缝穴位于第 2 至第 5 指掌面，掌面的近侧第 1、2 节横纹中央，主治感冒哮喘。合谷穴、偏历穴归属手阳明大肠经，具有利咽喉清肺气功效。太渊、列缺穴归属手太阴肺经，具有清肺气、利肺气的功效。平喘、胸、肺区、枕、神门、肾上腺区均为耳穴，具有抗炎平喘止咳功效。

15.针刺治疗支气管哮喘20年案

初诊：1973 年 3 月 16 日。黄某，46 岁。病史 20 年，1964 年发病时诊断为慢性支气管炎、哮喘、肺气肿，曾用针刺治疗引起气胸。现短气、心悸、咳嗽多痰，严重时气喘气急不能平卧。平时在家只能料理轻松的家务，饮食忌咸。

治疗：取左侧耳平喘、肺、肾上腺区，以及四缝穴，针刺并留针刺激。

二诊：1973 年 3 月 17 日。自觉治疗之后呼吸较前松快。取右侧耳平喘、肺、肾上腺区，以及四缝穴，针刺并留针刺激。

三诊：1973 年 3 月 18 日。哮喘停止，咳嗽减轻。取左侧耳平喘、神门、肺区，以及四缝穴、双侧列缺穴，针刺并留针刺激。

四诊：1973 年 3 月 19 日。症状同上。取右侧耳平喘、神门、肺区，以及四缝穴、双侧合谷穴，针刺并留针刺激。

五诊：1973 年 3 月 20 日。症状同上。取双侧耳神门、肺、肾上腺区，以及左侧四缝穴，针刺并留针刺激。

六诊：1973 年 3 月 22 日。症状同上。取右侧耳肺、平喘、肾上腺区，以及四缝穴，针刺并留针刺激。

七诊：1973 年 3 月 23 日。症状同上。取左侧耳平喘、肾上腺、神门区，以及四缝穴，针刺并留针刺激。

八诊：1973 年 3 月 24 日。症状同上。取右侧耳平喘、肾上腺、肺区，以及四缝穴，针刺并留针刺激。

九诊：1973 年 3 月 25 日。症状同上。取左侧耳平喘、肾上腺、肺区，以及四缝穴，针刺并留针刺激。

十诊：1973年3月29日。症状同上。取双侧耳平喘区，针刺并留针刺激。

十一诊：1973年3月30日。咳嗽大减，近乎消失。

十二诊：1973年3月30日—4月5日。身体康复良好。取双侧耳穴平喘区，针刺并留针刺激。

1973年4月6日。咳喘已停止，短气现象消失，除了可以从事一般家务之外，甚至可以挑水。

十三诊：1973年8月25日。8月初感冒，哮喘复发，服用麻黄碱片无效，只能坐在炕上过夜。取天突穴、列缺穴针刺，双侧肺俞穴针刺加灸，均留针刺激；膏肓俞穴灸。

十四诊：1973年8月26日。症状顿觉减轻，哮喘停止，喉中痰鸣音减少。取天突穴、定喘穴、中府穴针刺，双侧肺俞穴针刺加灸，均留针刺激；膏肓俞穴灸。

十五诊：1973年8月27日。所有症状均已消失。取天突穴针刺，双侧肺俞穴针刺加灸，均留针刺激；膏肓俞穴灸。

随访至10月中旬，一直未复发。

按语：耳穴平喘、肺、肾上腺、神门区，体穴合谷、列缺、定喘、四缝穴，均见"针刺治疗支气管哮喘10年案"。天突归属任脉，主治暴喘咳逆；中府归属手太阴肺经，主治咳嗽喘急；肺俞穴、膏肓俞穴归属足太阳膀胱经，分别位于第3胸椎棘突下、后正中线旁开1.5寸和第4胸椎棘突下，旁开3寸；肺俞穴主治喘嗽，膏肓俞穴主治咳逆虚损，两穴对于肺寒者均加灸法。

16.外敷治疗盗汗20年案

初诊：2021年7月15日。孙某，36岁。7月5日注射新型冠状病毒疫苗后出现味觉缺失情况（吃任何东西都是一个味道）。夜间盗汗明显20余年，偶有腰酸痛不适，胃纳可，夜寐尚安，二便调。舌淡红，苔薄白，脉细。

中医诊断：盗汗（脾肾气虚）。

治法：健脾补肾，固表止汗。

处方：①玉屏风散合水陆二仙丹加味。生黄芪15g，白术12g，芡实30g，金樱子30g，防风6g，桑叶12g，山茱萸10g，麻黄根10g，牡蛎30g，7剂，水煎服。②五倍子5g，7剂。研成细末，凉水调和，敷脐。

二诊：2021年7月22日。盗汗已除，味觉恢复。

按语：玉屏风是补脾敛汗的方剂，水陆二仙丹也是收敛固涩的方剂，桑叶、山茱萸益肾敛汗，麻黄根、牡蛎固涩止汗，诸药合成一张补益脾肾止汗的方剂。再加灵丹妙药——五倍子敷脐止汗，使20年顽疾愈于顷刻。五倍子参见"敷法治疗妊娠出汗半月案"。

17.点穴治疗慢性腰痛20年案

初诊：2019年10月15日。叶某，61岁。因"腰痛20余年"就诊。

患者20余年前行输卵管冻结术后出现腰部疼痛，同房后痛甚。便秘，依靠通便药物辅助排便，一天1次，小便无殊。颈项痛，寐浅。有糖尿病病史5年。舌质滞，苔薄腻，脉细。

西医诊断：①糖尿病；②腰痛待查。中医诊断：腰痛（肾虚络阻）。

治法：温肾阳，通经络。

处方：①济生肾气丸加味。肉桂1g，淡附片3g，车前子（包）10g，怀牛膝15g，熟地黄12g，山茱萸12g，山药15g，泽泻10g，茯苓10g，牡丹皮9g，杜仲12g，桑寄生15g，续断12g，丝瓜络10g，7剂，水煎服。②同时点按两手背腰痛点穴，当即使患者腰痛获得明显缓解。

二诊：2019年10月22日。药后腰痛改善，头痛。舌脉如上。

处方：①中药守上方加刺蒺藜15g，忍冬藤15g，7剂，水煎服。②点按两手背腰痛点穴，患者腰痛又获得进一步缓解。

三诊：2019年10月29日。腰部疼痛轻微，头痛轻微。大便正常，今大便3次、成形。腹部阵发性疼痛，两下肢痛，外感。舌脉如上。

处方：①中药守上方，加潼蒺藜12g，白芷10g，防风10g，7剂，水煎服。②点按两手背腰痛点穴及下肢承山穴，患者腰痛进一步减轻。

四诊：2019年11月5日。颈项、腰腿疼痛均愈，吃苹果、香蕉即目糊，口干烫。舌淡红，苔薄白，脉细。

处方：归芍地黄汤加味。熟地黄15g，山茱萸10g，山药15g，牡丹皮9g，茯苓10g，泽泻10g，当归9g，炒白芍10g，菟丝子15g，巴戟天12g，淫羊藿10g，枸杞子15g，菊花10g，谷精草10g，钩藤12g，石斛12g，天花粉15g，7剂，水煎服。

按语：这是一则标本同治的医案。用点按腰痛点穴缓解腰痛之标，用济生肾气丸加味治腰痛之本，标本兼治，相得益彰。腰痛点穴归属经外奇穴，位于手背第二、三掌骨及第四、五掌骨之间，当腕横纹与掌指关节中点处，主治急性腰扭伤、腰肌劳损。承山穴常用于治疗腓肠肌痉挛、腰背神经痉挛。

18.针刺治疗急性腰扭伤案

1974年，我在某卫生院上班，来了一位挑担挨家挨户兑卖麦芽糖者，因为突发急性腰扭伤而难行。

于是在其一手手背的腰痛点穴针刺、捻转、提插，强刺激；同时要求患者慢慢扭动腰部，幅度逐渐加大。

随着施用针刺手法的加强和针刺时间的延长，患者的急性腰扭伤立刻痊愈。不久即含笑挑担离去。

按语：腰痛点穴参见"点穴治疗慢性腰痛20年案"。

19.针刺治疗痉挛性斜颈案

初诊：1974 年 8 月 3 日。李某，女，9 岁。不明原因自诉右侧颈项酸痛，家长以为落枕，局部贴伤湿膏无效；次日因颈部倾向一侧，举家惶然。经某医院神经科诊断为痉挛性斜颈症。当家属得知该病并无生命危险，又非朝夕所能治愈，未经治疗，即返回农村家中。就诊时，患女头颈呈 45°角向右侧倾斜，右肩抬高，左肩偏低，二肩峰相差 7cm。背面观，自第 8 胸椎以上的脊椎呈 S 形弯曲，头向左侧倾斜时有明显阻力。患女面色少华，舌质稍淡，苔薄白，脉细。

西医诊断：痉挛性斜颈症。中医诊断：颈痛（血不养筋，虚风内生）。

治法：养血活血，祛风柔络。

处方：①四物汤加味。熟地黄 9g，当归 9g，白芍 9g，川芎 1.5g，蝉蜕 9g，全蝎 9g，蜈蚣 9g，2 剂。每剂水煎 2 次分服，嘱先试服 1 剂。②针刺左侧落枕穴，中等刺激，同时活动颈部（转动颈部、侧倾颈部）；针刺右侧天柱穴及左侧翳明穴，均中等刺激。自下至上按摩背脊至大椎穴 5 分钟，再按摩推拿颈部诸肌肉及胸锁乳突肌，提拿冈上肌约 10 分钟。术毕，见脊柱侧弯略见减轻。吩咐睡硬板床。

次日适值台风肆虐，未能就诊。

二诊：1974 年 8 月 5 日。患儿家属称服上药之后，当晚沉睡甚酣，醒来时一切症状消失，已与正常无殊。检查脊柱无弯曲，头颅端正，二肩峰等高，颈项活动正常。

按语：痉挛性斜颈引起的颈项酸痛，中医常责之为风，或为外风，或为内风。患者面色少华，舌质稍淡，脉细，非内风莫属。故治疗时采取养血活血，祛风柔络法，加用针刺、按摩的方法，取效甚捷。落枕穴归属经外奇穴，位于手背第二、三掌骨间，指掌关节后 0.5 寸凹陷中，主治落枕。天柱穴归属足太阳膀胱经，位于颈后区，横平第 2 颈椎棘突上际，斜方肌外缘凹陷中，主治项强、肩背痛。翳明穴归属经外奇穴，位于翳风后 1 寸，主治胸锁乳突肌疼痛。

20.按摩治疗肩背部放射性疼痛20年案

初诊：2017年11月10日。孙某，44岁。因要求"中药调理助孕"就诊。自诉20年前因斗殴受伤，现仍遗留第六胸椎左侧旁开三寸处一点疼痛，呈线状向下部行走，至胁下，至丹田止，每当发作即觉全身倦怠乏力。舌淡红，苔薄白，脉细。

中医诊断：肩背疼痛（瘀血阻滞）。

治法：活血化瘀，通经止痛。

处方：①制乳香5g，制没药5g，鸡血藤30g，羌活10g，威灵仙10g，当归10g，川芎10g，降香6g，青皮10g，延胡索10g，忍冬藤15g，丝瓜络15g，乌药10g，7剂，水煎服。②在背局部触及一食指粗条索状隆起物，予以点压按摩5分钟，患者顿感酸、痛，直喊舒服，局部拔罐10分钟。

二诊：2017年11月17日。上述症状明显减轻。本人未来就诊，他人前来带药。

处方：中药守上方，7剂，水煎服。

三诊：2017年11月24日。肩背疼痛继续减轻。舌脉如上。

处方：守上方加白芥子5g，7剂，水煎服。

四诊：2017年12月1日。除背部微酸之外，其余症状均已消失。

处方：①守上方，去乌药，加秦艽10g，7剂，水煎服。②局部点压按摩，加局部拔罐。

按语：背部瘀血阻滞疼痛，采用内服活血化瘀中药；背部食指粗条索状隆起物为病气聚集之处，局部点压按摩、外加拔罐，三管齐下，终使20年痼疾病去痛除。治法不拘一格是该案成功的关键。

21.针刺、局部压迫治疗肋间神经痛2天案

1975 年某日。黄某不慎扭伤，右侧胸胁疼痛引发同侧肩部疼痛 2 天，咳嗽、深呼吸、步行时疼痛加重，身体活动明显受限，捂着胸胁就诊。

检查：右侧第 8、9 肋间与右侧腋中线交界处明显压痛。耳穴探查，在胸、肝区均出现敏感点。

治疗：取上述敏感点针刺、在肋间压痛点斜刺、再拔火罐各一次，结合局部按摩。

按摩开始时，疼痛异常剧烈，随后逐渐减轻，但活动依旧受限。

次日复诊，胸肋疼痛明显减轻，局部压痛不明显，身体活动幅度增大。治疗同上。另外采用肋间压迫法（取火柴两根，用胶布固定于肋间疼痛处），在疼痛消失之后去除。

治疗之后，肋间神经痛消除。

按语：耳穴胸、肝区的敏感点，可以治疗肋间神经痛。肋间压痛属于阿是穴，局部斜刺、拔火罐、按摩，可以疏通局部气血，肋间压迫法可以起到缓解局部疼痛的效果。

22.保留灌肠治疗腰酸腿痛乏力半年案

初诊：2014 年 10 月 18 日。刘某，35 岁。左侧大腿疼痛、腰酸乏力半年。既往月经规律，周期 28 天，经期 7 天。1 个月前无明显诱因下出现阴道不规则出血，同房时腹痛。末次月经 10 月 7 日来潮。白带正常，寐纳佳，大便干，小便正常。生育史：1-0-0-1，未避孕。妇科检查：外阴无殊，阴道通畅；宫颈光滑，子宫后位、大小正常、质地中等、活动、压痛；左附件轻压痛，右侧无压痛。2008 年行双侧卵巢内膜囊肿剥除术。舌淡红，苔薄白，脉细涩。

西医拟诊：怀疑盆腔粘连。中医诊断：腰腿酸痛（瘀热阻滞）。

治法：活血通下，清热止痛。

处方：桃核承气汤加味。桃仁10g，制大黄9g，桂枝6g，炙甘草6g，玄明粉（冲）5g，蒲公英20g，大血藤20g，败酱草15g，延胡索10g，7剂，水煎服。

二诊：2014年10月29日。大便秘结，舌脉如上。

处方：①中药守上方，加丝瓜络10g，14剂，水煎服。②活血化瘀灌肠液12包，每次1包，保留灌肠，每日1次。

三诊：2014年11月17日。左侧大腿疼痛、腰酸乏力已除。末次月经11月5～10日。带多，色黄，便秘，舌脉如上。

治法：通下，利湿，清热。

处方：导水汤加味。制大黄9g，牵牛子6g，炒黄芩10g，滑石15g，贯众15g，椿根皮15g，土茯苓15g，苍术10g，14剂，水煎服。

按语：这是一则不明原因引起腰腿酸痛的医案，西医拟诊为盆腔粘连。盆腔粘连大都起因于瘀热互结，桃核承气汤加味具有一定的疗效，同时结合活血化瘀灌肠液保留灌肠，疗效比较确实。活血化瘀灌肠液组成参见"保留灌肠治疗输卵管积水粘连不孕7年案"。

23.浸泡治疗手厥冷半年案

初诊：2020年8月25日。易某，29岁。2020年3月10日，患者家庭装修，因意外跌倒，右侧前臂及手被机器绞轧伤，致右手外伤、右小指不全离断，遂于全麻下行清创，取同侧前臂静脉移植修复环指桡侧指动脉，修复桡侧指神经、掌指关节囊修复、前臂尺桡骨骨折内固定＋肌腱神经修复＋小指残端局部皮瓣修复术。现手术恢复良好，手指活动尚可，但仍较僵硬，感觉患肢冰冷刺骨，时值盛夏，一直需要戴手套保暖。触摸患手，皮温明显较低。她咨询当时的手术医师，医师告诉她，患手厥冷的情形可能要维持一辈子。舌淡江，苔薄白，脉细。

中医诊断：手厥冷（外伤）。

治法：温通经脉。

处方：当归四逆汤加味。当归 20g，桂枝 15g，炒白芍 10g，细辛 5g，通草 5g，炙甘草 6g，淡附片 15g，制乳香 12g，制没药 12g，葱白 10 条，鸡血藤 30g，7 剂。水煎 2 次，合药液约 1000mL，趁热浸泡患手。

二诊：2020 年 9 月 1 日。用药 3 日后，手指温度正常，取下手套，已不觉冷。触摸患手，皮温已经正常，与左手并无异样。

按语：《伤寒论》称"手足厥寒，脉细欲绝者，当归四逆汤主之"。其中的"手足厥寒"与"脉细欲绝"互为因果，即寒邪入侵，"手足厥寒"导致"脉细欲绝"；"脉细欲绝"，气血不养，同样导致"手足厥寒"。当归四逆汤具有温经散寒、养血通脉的功效，借用内服的经方来外用，同样取效，而外治方法用药更为直接，疗效亦更佳。

24.敷法治疗小腹寒冷3年案

初诊：2022 年 10 月 29 日。周某，40 岁。小腹寒冷 3 年余。经量减少半年，伴潮热汗出急躁 1 年余。月经周期 20～21 日，经期 7 日，末次月经 10 月 4 日来潮。近半年经量较以往减少一半，色暗，无血块，无痛经，经前无乳胀、腰酸。易倦膝酸痛半年，纳可，寐减，梦多。大便一二日一行，不成形。B 超检测：宫体 45mm×38mm×46mm，子宫内膜厚度 6mm，左侧卵巢 21mm×12mm，右侧卵巢 21mm×6mm。生育史：2-0-2-2。舌淡红，苔薄白，脉细。

中医诊断：①月经过少（肝肾阴虚）；②小腹寒冷（寒凝胞宫）。

治法：滋阴潜阳，暖宫散寒。

处方：①镇肝息风汤加减。生龙骨 30g，生牡蛎 30g，生龟甲 15g，生鳖甲 15g，怀牛膝 15g，代赭石 15g，天门冬 12g，玄参 12g，生白芍 15g，浮小麦 30g，白薇 12g，生地黄 15g，鹿角胶（烊冲）10g，龟甲胶（烊冲）10g，糯稻根 30g，7 剂，水煎服。②肉桂 10g，淡附片 10g，吴茱萸 10g，艾叶 15g，7 剂。选用颗粒制剂研末，白酒调匀，外敷脐部。

二诊：2022年11月5日。腹冷缓解，经未转，潮热较前好转，寐可；近3日下午2～3时脐下胀，矢气频，矢气后减轻。舌脉如上。

处方：①中药守上方加浮小麦至45g，7剂，水煎服。②外用药守前方加川椒10g，7剂。选用颗粒制剂研末，白酒调匀，外敷脐部。

三诊：2022年11月12日。小腹寒冷已除，腹微胀，潮热汗出不明显。舌脉如上。

处方：①中药守上方，7剂，水煎服。②外用药守前方，7剂。上药研末，白酒调匀，外敷脐部。

按语：妇女发生小腹寒冷的案例十分普遍，小腹寒冷又常常与宫寒相联系，宫寒往往导致不孕。对于小腹寒冷，可以采取服用温药的方法治疗，也可以选用温热药物外治的方法。温热药物研末，用白酒调敷，可以驱逐小腹寒气，促使肠管蠕动排气，消除腹胀症状。

25.浸泡治疗外伤性膝冷痛1个月案

初诊：2020年10月27日。沈某，44岁。9月27日，患者因滑雪跌倒致左膝受伤，不能弯曲，疼痛较剧，敷如意金黄膏后，症状未见明显好转。当天夜间肿痛明显，次日至医院就诊。核磁共振检查：左腿内侧副韧带损伤，邻近滑膜囊增厚，左膝关节退行性变，左髌上囊、关节腔积液。治予手法复位、口服伤科和消肿止痛药物，以及卧床休息后，疼痛稍减轻，但仍肿胀明显；骑电动车上下班用棉被遮挡，仍觉寒风刺骨。10月15日起，左腿冷痛明显，用电吹风吹热风后减轻；10月16日，在针灸科针灸及关节腔放液，肿胀减轻；10月17日普通针刺加电针；10月18日针灸后冷痛明显好转，因月经来潮停用针灸而冷痛再发；10月20日停敷金黄膏，用白酒调和接骨粉外擦及艾草泡脚，症状无改善，每天戴护膝、穿两条长裤和棉鞋，仍觉寒冷至骨。现左下肢冷痛明显，膝关节酸痛，足趾不温。舌淡红，苔薄白，脉细。

中医诊断：膝冷痛（外伤）。

治法：温经活血散寒。

处方：桂枝 20g，细辛 15g，制川乌 10g，干姜 10g，鸡血藤 50g，延胡索 10g，制乳香 15g，制没药 15g，威灵仙 15g，丝瓜络 20g，3 剂。每剂水煎 3 次，在高筒雨靴内放入大塑料袋，伸腿入袋中，再倒入煎好水温适度的药汁过膝，温度降低即换，不拘时间、次数。

二诊：2020 年 10 月 30 日。用药 1 剂后，患腿冷酸疼痛明显好转，关节活动障碍减轻，冷痛十去其七。3 剂药后，患腿酸冷疼痛续减，范围缩小至小腿及踝部，今已弃用护膝。舌脉如上。中药守上方加白芥子 10g，黄酒 50mL，3 剂，水煎服。用法同上。

三诊：2020 年 11 月 16 日。用药完毕，自行配上方外洗 1 周，左下肢冷痛完全消失。

按语：该案妙在用中药煎剂泡脚，更妙者将高筒雨靴作为药液泡脚的工具。药物中加用黄酒，可以扩张血管，促使血液循环，解除下肢寒冷的症状。

26.浸泡治疗脉管炎足冷痛1个月案

初诊：2022 年 8 月 9 日。李某，83 岁。因"双下肢疼痛 3 年，伴冷痛 1 年"就诊。

3 年前，患者因"淋巴管炎"后双下肢疼痛，曾外院治疗后好转。1 年前，无明显诱因双下肢冷痛，如踩冰窟。外院间接治疗，病情时好时坏。现双下肢冰冷，浮肿。睡眠欠佳，入睡时偶有寒战、冒冷汗。自觉头晕，腰痛。大便正常。既往史：房颤、早搏、矽肺、痛风、糖尿病、高血压、肾癌。舌淡红，苔薄白，脉软。

西医诊断：糖尿病性脉管炎。中医诊断：痹症（寒凝经脉）。

治法：辛温燥湿，活血除痹。

处方：当归四逆加吴茱萸生姜汤加减。当归 15g，赤芍 15g，木通 12g，吴茱萸 10g，炙甘草 10g，桂枝 15g，细辛 12g，鸡血藤 50g，制乳香 12g，制没药 12g，伸筋草30g，生姜5片，5剂。水煎3次，每次500mL，合药液，温泡两下肢。

因行动不便，患者未如期复诊，后电话会诊得知，外用上药7剂（自己续加2剂）后，两下肢冷痛、肿胀感基本痊愈。9月10日再次电话回诊，自8月仅外用7剂药后，两下肢冷痛消失，至今无恙，痛风偶发。

按语：糖尿病引起的脉管炎可使脉管管径变细，甚至不通，严重者导致下肢坏死，甚至需要截肢。《素问·离合真邪论》说："邪之入于脉也，寒则血凝泣。"血液不通，起因于寒，继而不能温煦营养肢体，不通则痛。《伤寒论》称"手足厥寒，脉细欲绝者，当归四逆汤主之"。而当归四逆加吴茱萸生姜汤是针对"若其人内有久寒者"。患者年迈多病，难耐温热药物内服，直接用温经散寒、活血通经的中药外洗，既无不良反应，又疗效非凡。

27.浸泡治疗踇趾寒冷20年案

初诊：2014年6月4日。林某，44岁。因"更年期综合征"初诊。患者20年前天寒时，因下半身趟水来不及拭干长达10小时，此后反复出现足心温暖，两大踇趾冰冷多汗，平素天热时仍需穿棉鞋、厚袜，阵发潮热或身冷。末次月经5月4日来潮。舌淡红，苔薄白，脉细。

西医诊断：围绝经期综合征。中医诊断：绝经前后诸症（阴虚阳亢），踇趾寒冷（寒湿）。

治法1：平肝潜阳，温经通脉。

处方：加减镇肝息风汤（自拟方）。生龙骨30g，生牡蛎30g，生龟甲12g，生鳖甲12g，怀牛膝15g，代赭石15g，天门冬12g，玄参12g，生白芍15g，浮小麦15g，白薇12g，生地黄12g，7剂，水煎服。

治法2：温散寒湿。

吴茱萸15g，淡附片30g，3剂。水煎3次，合药液，趁热泡脚，不计时。

二诊：2014年6月12日。大踇趾冰冷已除，身冷、身热亦消，舌脉如上。

处方：①内服药守上方加糯稻根 20g，熟地黄 12g，7 剂，水煎服。②外洗方同上。

按语：王冰曰"四末，谓四支也"。四肢称四末，足趾则为末中之末。踇趾受寒而冰冷，虽服药，有鞭长之莫及之憾。热药浸泡，则直达病所，廿载顽疾，竟痊于一旦。

28.外敷治疗足底寒冷案

徐某，24 岁。足底寒冷，虽暑天而不能赤足踩地，踩地则足底寒气钻心，不能忍受片刻。

治法：温散寒湿。

处方：吴茱萸适量，研细，热水调，敷足心，一次即愈。

按语：吴茱萸味辛、苦，性热，功能散寒除湿止痛，故用吴茱萸热敷足心，可以消除足底寒气。

29.外敷治疗足底发热1个月案

初诊：2013 年 6 月 26 日。夏某，45 岁。因"溢乳、足心发热 1 个月"就诊。患者近 1 个月来，在无明显诱因下出现两侧足心发烫，双乳胀痛、溢乳，乏力。检测催乳素正常。舌淡红，苔薄白，脉细。

中医诊断：溢乳（肝经郁热），足心发热（血热阴虚）。

治法 1：清热疏肝，滋阴凉血。

处方：丹栀逍遥散加味。牡丹皮 9g，炒栀子 10g，柴胡 10g，当归 9g，炒白芍 10g，茯苓 10g，炒白术 10g，甘草 5g，生姜 3 片，薄荷（后入）3g，龙葵 20g，蝉衣 6g，桑寄生 15g，麦芽 50g，7 剂，水煎服。

治法 2：养阴清热。生地黄 60g，加冷水捣研，外敷涌泉穴，每日 1 次，不计时。

二诊：2013年7月7日。月经7月4日来潮，两足心发热减轻，眼屎多，头筋痛。舌脉如上。

处方：①丹栀逍遥散加味。牡丹皮9g，炒栀子10g，柴胡10g，当归9g，炒白芍10g，茯苓10g，炒白术10g，甘草5g，生姜3片，薄荷（后入）3g，菊花10g，旱莲草15g，夏枯草15g，7剂，水煎服。②生地黄60g，加冷水捣研，外敷涌泉穴，每日1次，不计时。

三诊：2013年7月14日。两侧足心发热消失。

按语：足心发热为五心烦热之一，多为阴分不足，内热有余所致。内服养阴清热药物疗效并不确切，且颇费周折。外治之法则直截了当，配合内服，殊途同归，立竿见影。

30.浸泡治疗足底刺痛1个月案

初诊：2021年10月8日。沈某，44岁。足底部针刺样疼痛，伴肩背酸痛1个月，睡眠多梦，纳可，二便调。舌淡红，苔薄白，脉细。

中医诊断：足底痛（肾虚血瘀）。

治法：补肾通络，活血止痛。

处方：①骨碎补15g，续断20g，制乳香20g，制没药20g，鸡血藤45g，延胡索20g，威灵仙15g，7剂。每剂水煎3次，合药液1500mL，趁热泡脚。②金匮肾气丸，一次5g，一日2次。

二诊：2021年11月3日。泡脚、服药4天后，足底部针刺样疼痛消失。

按语：足底为下肢之末，足底刺痛，多属肾虚瘀阻所致。药物内服虽然可达病患，亦成强弩之末。若用补肾通络、活血止痛的药物煎汤浴脚，效果更加直接。

31.浸泡治疗足跟麻木1年案

初诊：2022 年 9 月 21 日。沈某，27 岁。因"睡眠时双足跟麻木 1 年"而影响睡眠就诊。舌淡红，苔薄白，脉细。

中医诊断：痹症（风寒瘀阻）。

治法：祛风散寒，活血通络。

处方：独活 20g，鸡血藤 45g，威灵仙 15g，制乳香 10g，制没药 10g，7 剂。每剂水煎 3 次，约 500mL，合药液，温泡双脚。

二诊：2022 年 9 月 28 日。症如上，舌脉如上。

处方：中药守上方，7 剂。用法同上。

三诊：2022 年 10 月 4 日。双足跟麻木已愈。

四诊：2022 年 10 月 30 日。随访，双足跟麻木未再发生。

按语：足跟麻木属于痹症的范畴，系风寒瘀阻经络所致。直接使用祛风散寒、活血化瘀的药物，煎后趁热泡脚，起效良好。

32.针刺治疗足跟疼痛案

1977 年某日。余某，右侧足跟疼痛数日，自服补肾中药未效，步履不便，站立困难。

治疗取左侧合谷穴针刺，强刺激。足跟疼痛显著减轻。

次日重复针刺 1 次。足跟疼痛消失，步履如初。

按语：右侧足跟疼痛针刺左侧合谷穴，属于传统的缪刺法。缪刺主要应用于身体外形疼痛的症状，或络脉有病。

33.浸泡治疗足癣20天案

陈某，35岁。带下色绿如渣5天，两下肢患有足癣。

西医诊断：足癣。

处方：黄精60g，5剂。每剂水煎3次，合药液约1500mL；凉后先用冲洗器冲洗阴道和坐浴，然后泡足，每次15分钟，不拘次数。

二诊：带下消失，足癣好转。

按语：现代药理研究表明，黄精对多种真菌有抑制作用。选用黄精煎剂治疗真菌引起的足癣，是根据黄精具有抗真菌的药理作用为依据。

34.涂抹治疗足癣1周案

郑某，26岁。左脚4、5足趾缝瘙痒、滋水1周，搔抓不止。

西医诊断：足癣。

处方：藿香正气水一支，蘸棉签涂抹患处，一日数次。

从涂抹开始至痊愈，仅用3天时间。

按语：藿香正气水治疗足癣是社会流传的一种经验疗法，疗效可靠。

35.浸泡治疗手指真菌感染3年案

初诊：2023年12月2日。陈某，女，37岁。右手拇指真菌感染，皮肤反复皲裂已经3年余，不痒，无糜烂渗液，经皮肤科治疗不愈。舌淡红，苔薄白，脉细。

中医诊断：皮肤皲裂。

治法：抑菌生肌。

处方：路路通30g，川楝子30g，3剂。每剂水煎2次，浓缩药液，浸泡手指，每次 15 分钟，不拘次数。

二诊：2024 年 1 月 24 日。用药 3 剂后，右手拇指皮肤皲裂痊愈。

处方：中药守上方，3 剂。继续浸泡。（附图 1）

按语：有研究认为，路路通对某些真菌有抑制作用，《德胜堂经验方》也用它治癣。川楝子参见"涂抹治疗妊娠体癣案"内容。

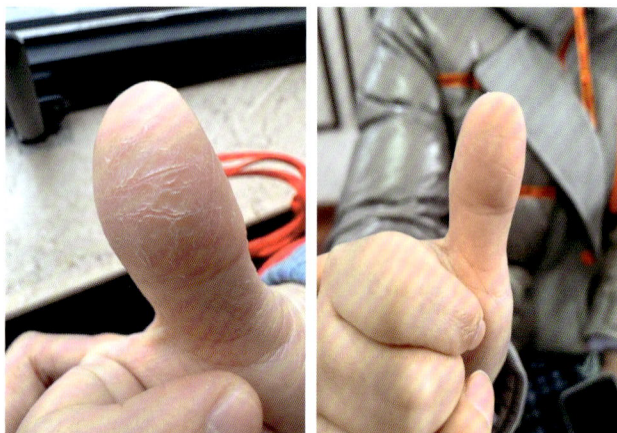

● 附图 1　患者手指治疗前后对照

36.浸泡治疗手指鹅掌风17年案

初诊：2021 年 2 月 25 日。张某，42 岁。因"右手鹅掌风 17 年"就诊。患者从事制作开关工作 10 余年，右手经常接触金属铜件，刚开始出现水疱伴瘙痒，日久皮肤粗糙变硬，干裂蜕皮。就诊时，局部皮肤不痒，食指、小拇指掌面皮肤及掌根部皮肤增厚、皲裂、脱皮，触摸局部皮肤干燥、粗糙、变硬。

西医诊断：手癣。

治法：清热杀菌。

处方：川楝子 30g，路路通 30g，槟榔 20g，7 剂。每剂水煎 3 次，合药液 1500mL，凉后泡手。

二诊：2021 年 3 月 4 日。患者没有认真按医嘱用药，8 天总共才泡了 5 次，但病变皮肤已经明显改善。

处方：中药守上方，4剂。用法同上。

三诊：2021年3月11日。右手皮肤病变续见好转。

处方：中药守上方，4剂。用法同上。

四诊：2021年3月18日。用药期间上症续见好转，近两日停药后局部有脱屑现象（附图2）。

处方：中药守上方，7剂。用法同上。

按语：鹅掌风属于手癣，是真菌感染引起的一种皮肤疾病。苦楝子、路路通、槟榔均具有抑制真菌的药理作用。在短时间之内能够治愈患病17年的鹅掌风，实出人意料之外。川楝子、路路通均参见"浸泡治疗手指真菌感染3年案"内容。现代药理研究表明，槟榔对多种皮肤真菌均有不同程度的抑制作用。

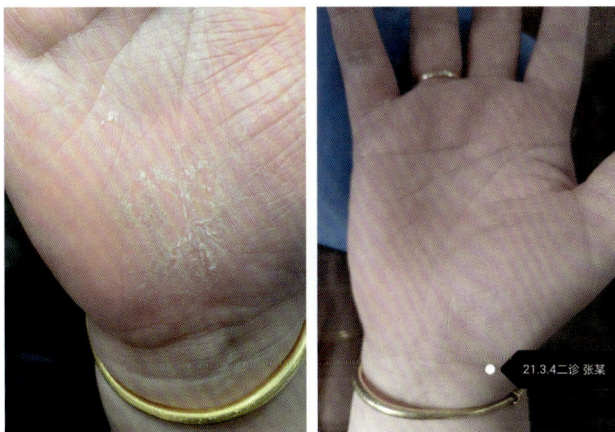

● 附图2　患者手掌治疗前后对照

37.外洗治疗药物性皮疹5天案

初诊：2009年12月31日。蓝某，25岁。发现右侧卵巢囊肿，口服消癥汤（半枝莲12g，白花蛇舌草12g，莪术12g，三棱12g，皂角刺10g，荔枝核12g，橘核12g，牡蛎25g，海藻12g，制乳香5g，制没药5g，石见穿15g）之后，身上出现皮疹瘙痒5天，难以忍受。上腹部可见20cm×15cm大小的片状皮疹。除去消癥汤中的乳香、没药继续服用。

处方：益母草100g，5剂。每剂水煎3次，合药液1500mL，待温后擦洗身体。

二诊：2010年1月12日。外洗2天，上腹部皮疹及瘙痒完全消退（附图3）。

按语：《神农本草经》称益母草"主瘾疹痒，可作汤浴"。即使在妊娠期间，该药仍然可以使用。益母草具有活血作用，符合中医"血行风自灭"的理论。

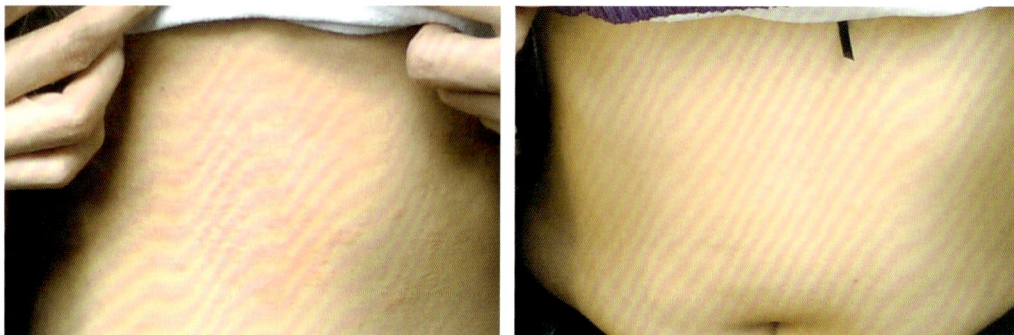

● 附图3　患者腹部治疗前后对照

38.敷法治疗虫咬性皮炎2天案

初诊：2021年5月29日。潘某，12岁。患者1天前在校读书，右手肘部突发红、肿、热、痒，面积达6cm×6cm大小。

西医诊断：虫咬性皮炎。

治法：清热解毒，祛风止痒。

处方：野菊花50g，金银花30g，蒲公英50g，紫花地丁50g，黄柏30g，白鲜皮50g，5剂。每剂水煎1次，约500mL，凉后局部湿敷。

二诊：2021年6月3日。湿敷至6月3日，右手肘部红、肿、热、痒全部消除（附图4）。

按语：虫咬性皮炎属于热毒所致，可以选用清热解毒类药物水煎冷敷。

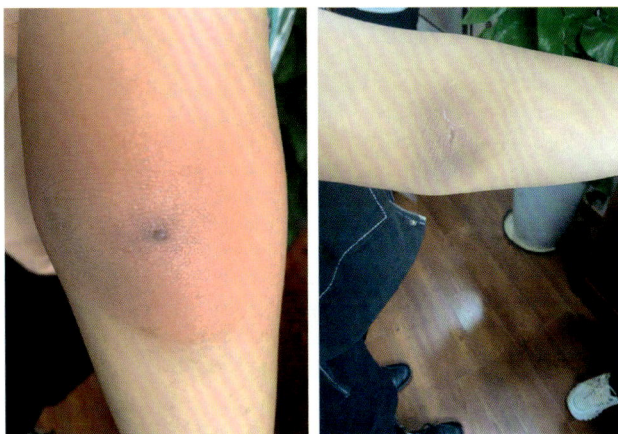

●附图4　患者肘部治疗前后对照

39.外洗治疗荨麻疹1周案

初诊：2021年3月25日。赵某，35岁。因"周身皮疹伴瘙痒7天"就诊。

患者3月18日进食蟳蟒虎（青蟹的一种）2只后，于3月19日晚开始自觉前胸瘙痒，3月20日清晨发现前胸连腹部及后背皮疹，伴有瘙痒，不影响睡眠，未给予特殊治疗，后逐渐加重。于3月22日下午始，四肢片状发疹，颜色潮红，瘙痒加重，无发热。自诉有先发处先消退的特点，曾于2月23日就诊于某西医院皮肤科门诊，给予依巴斯汀片口服，地奈德乳膏外涂后未见明显好转。3月25日来我处就诊时，疹块已遍及全身，色红，双下肢明显，后背有所消退。舌稍红，苔薄白，脉浮。

中医诊断：瘾疹（风热）。

治法：疏风养血，清热除湿。

处方：①消风散加减。生地黄15g，通草5g，知母10g，生石膏15g，牛蒡子9g，甘草5g，当归9g，防风10g，蝉蜕9g，苦参10g，荆芥9g，苍术9g，蚕沙10g，蕲蛇9g，紫草10g，4剂，水煎服。②益母草60g，4剂。每剂水煎3次，合药液1500mL，温后外洗周身。

二诊：2021年3月30日。周身皮疹明显消退，瘙痒明显好转，双手及双脚稍红，可见少许新发皮疹，轻度水肿。舌脉如上。

处方：①消风散加减。生地黄 15g，通草 5g，知母 10g，生石膏 15g，牛蒡子 9g，甘草 5g，当归 9g，防风 10g，蝉蜕 9g，苦参 10g，荆芥 9g，苍术 9g，防己 10g，茯苓 12g，7 剂。水煎服。②益母草 60g，7 剂。每剂水煎 3 次，合药液 1500mL，温后外洗周身（附图 5）。

按语：全身泛发性荨麻疹给人带来极度的痛苦，因此需要急速控制，乃至治愈。中医药内外同治，用消风散加减内服，用益母草煎剂外洗，不失一种积极有效的急性荨麻疹治疗方法。

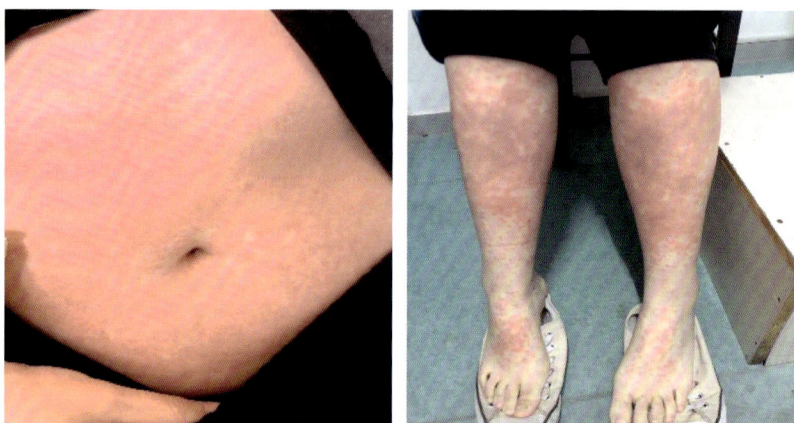
治疗前

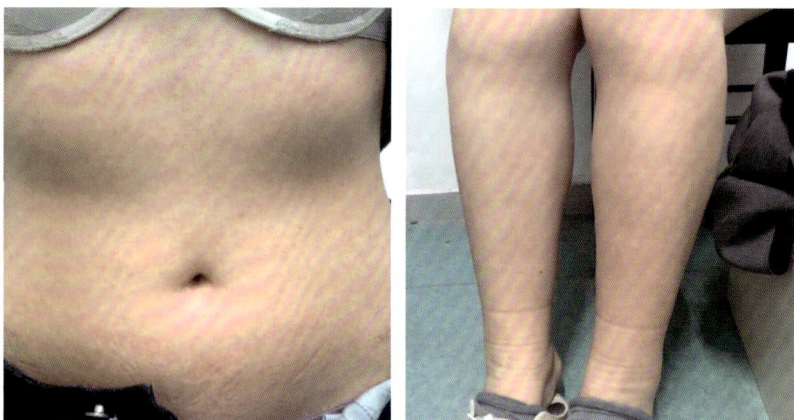
治疗后

● 附图 5　患者治疗前后局部对照

40.湿敷治疗大腿疱疹3年案

初诊：2023年1月22日。患者因"右侧大腿疱疹3年"前来就诊。

无明显诱因下出现右侧大腿皮肤疱疹，范围约2cm，充血，伴有脓点。涂抹阿昔洛韦软膏可以好转，但未根治。舌淡红，苔薄白，脉细。

西医诊断：疱疹感染。

治法：清热解毒利湿。

处方：①野菊花30g，龙胆30g，7剂。每剂用水浓煎，局部湿敷。②龙胆泻肝汤加味。龙胆3g，焦栀子10g，炒黄芩6g，柴胡10g，生地黄10g，当归3g，生甘草6g，通草5g，泽泻10g，炒黄柏5g，炒苍术10g，川牛膝12g，7剂，水煎服。

二诊：2023年1月29日。右侧大腿疱疹已结痂痊愈，胃纳佳，口淡。舌脉如上。

处方：香砂六君子汤加味。木香5g，砂仁（冲）3g，党参15g，炒白术10g，枳实10g，炙甘草6g，姜半夏9g，陈皮9g，茯苓10g，生姜5片，7剂，水煎服。

按语：皮肤疱疹属于病毒感染引起的疾病，通常属于热毒所致。野菊花和龙胆属于清热解毒类药物，野菊花参见"湿敷治疗妊娠唇部疱疹案"内容，龙胆参见"湿敷治疗妊娠期带状疱疹案"内容。两药水煎后局部湿敷，药物浓度高，疗效良好。

41.外洗治疗脱发2年案

初诊：2023年10月25日。陈某，25岁。因"月经稀发10年余、脱发2年余"就诊。

现病史：患者14岁初潮，常服用黄体酮胶囊催经。月经稀发，一年3～4次，经量偏多，经色鲜红，有血块。大便偏干，二三日一解，寐差，入睡困难，寐浅易醒。脱发2年余，洗头时，每次梳掉头发一把。既往有多囊卵巢综合征病史。舌淡红，苔薄白，脉细。

中医诊断：①月经后期；②脱发。

辨证：血热血瘀。

治法：凉血活血，祛风防脱。

处方：①紫草汤加减。紫草20g，炒栀子10g，生地黄10g，龙胆5g，柴胡10g，牡丹皮9g，川牛膝30g，枇杷叶15g，茜草10g，熟大黄6g，香附5g，丹参15g，7剂，水煎服。②桑叶30g，7剂。每剂水煎3次，每次约500mL，合药液洗头。

二诊：2023年11月3日。便难，脱发减少。舌脉如上。

处方：①紫草汤加虎杖12g，7剂，水煎服。②桑叶30g，7剂。每剂水煎3次，每次约500mL，合药液洗头。

三诊：2023年11月8日。末次月经11月8日来潮，脱发续减。舌脉如上。

处方：①紫草汤，7剂，水煎服。②桑叶30g，7剂。每剂水煎3次，每次约500mL，合药液洗头。

四诊：2023年12月1日。寐难，脱发控制。舌脉如上。

处方：①紫草汤加远志10g，石菖蒲10g，夜交藤20g，合欢皮20g，7剂，水煎内服。②桑叶30g，7剂。每剂水煎3次，每次约500mL，合药液洗头。

五诊：2023年12月15日。寐可，倦怠，生发较多，脱发量恢复正常。舌脉如上。

处方：①紫草汤加黄芪15g，黄精15g，7剂，水煎服。②桑叶30g，7剂。每剂水煎3次，每次约500mL，合药液洗头。

六诊：2024年3月6日。月经2024年3月4日来潮，月经量多，无脱发。

2024年3月20日复诊，头发生长良好，无脱发现象。

按语：在《备急千金要方》中有"治发鬓堕落令生长方：桑叶、麻叶等分。上二味泔煮去滓，沐发七遍长六尺"。此后，桑叶煎水外洗治疗脱发，便流行于民间，且多有效验。

42.头风摩散治疗反复头部冷痛8年案

初诊：2022年7月5日。陈某，30岁。因"背冷1周"就诊。

患者正值哺乳期，于6月底因劳累熬夜2天，多汗，吹空调受冷后，背部发冷1周。每日进水1000mL。舌淡红嫩、有齿痕，苔薄白，脉细、尺肤凉。

中医诊断：①饮证（寒湿困脾）；②汗证（卫阳不足）。

治法：温阳利水，益气健脾。

处方：苓桂术甘汤合玉屏风散加味。茯苓10g，肉桂6g，炒白术10g，炙甘草6g，生黄芪30g，防风10g，淡附片5g，煅牡蛎15g，7剂，水煎服，并嘱控制饮水量。

二诊：2022年7月12日。出汗减少，每日进水量控制在300mL，背冷近愈。月经7月9日来潮，经量不多。自觉身热，倦怠寐差，腰痛如折，易饥。舌脉如上。

处方：中药守上方，加续断12g，杜仲12g，7剂，水煎服。

三诊：2022年7月19日。月经7月15日净。背冷、腰痛均除。纳呆，嗳气后转舒；矢气多臭，大便日解1次成形。舌嫩有牙痕，苔淡白，脉细。

四诊：2022年7月26日。纳呆、嗳气除，矢气正常。近日自觉头部湿冷，如同进水。舌脉如上。

处方：①川芎茶调散。川芎9g，荆芥9g，防风10g，细辛3g，白芷9g，薄荷6g，甘草5g，羌活10g，7剂，水煎服。②头风摩散。淡附片7g研成粉，盐7g研细，两药混匀。洗头后，取头风摩散2g涂抹于头部湿冷部位。

五诊：2022年8月4日。用药后，头部湿冷症状略减，多汗。此时患者提供一个线索：头部湿冷症状的出现是发生在那天游泳之后。因为正值哺乳期，患者担心附子毒性对婴儿不利，故在洗头后，先将头发吹干，撒上头风摩散，又立即将药粉抖落干净。我告知患者，附子研粉，皮肤吸收甚微，并无副作用。洗头后只能用毛巾擦干，不可用吹风机吹干；用散剂后，要来回按摩头皮片刻，不可立即去除。

处方：①中药守 7 月 5 日方，7 剂，水煎服。②头风摩散，7 剂，用法如上。

六诊：2022 年 8 月 11 日。如法使用头风摩散后，头部湿冷、进水感消除。天气炎热，室外出汗后身上微湿，别无不适。月经 8 月 7 日来潮，经量偏多，倦怠，纳可，寐难而浅。舌脉如上。

处方：①苓桂术甘汤加味，7 剂，水煎服。②头风摩散，7 剂。用法如上，以巩固疗效。

按语：《金匮要略·中风历节病脉证并治》中收录头风摩散，但无对应的治疗疾病。根据方名，当是针对头痛的方剂；根据药物，应该属于寒湿所致。由于古代并无沐头之后吹发干燥的机器，所以头皮微微的潮湿，反而有利于药物的附着和吸收，可以提高疗效。

43.湿敷治疗天行赤眼5天案

初诊：2022 年 5 月 5 日。洪某，32 岁。4 月 30 日初感左眼异物感，未予处理。5 月 1 日因异物感（如眼进沙粒一般）加重，两眼球结膜充血明显，晨起分泌物多，糊住双眼，无法睁开（附图 6）。去药店购买奈敏维使用两天未有好转，5 月 4 日到温州某眼视光医院开了更昔洛韦眼用凝胶、倍然（右旋糖苷羟丙甲纤维素滴眼液）、加替沙星、可乐必妥四种眼药交替使用，两目充血好转不明显。素口干口苦，大便调，每日一解。舌淡红，苔薄白，脉细。

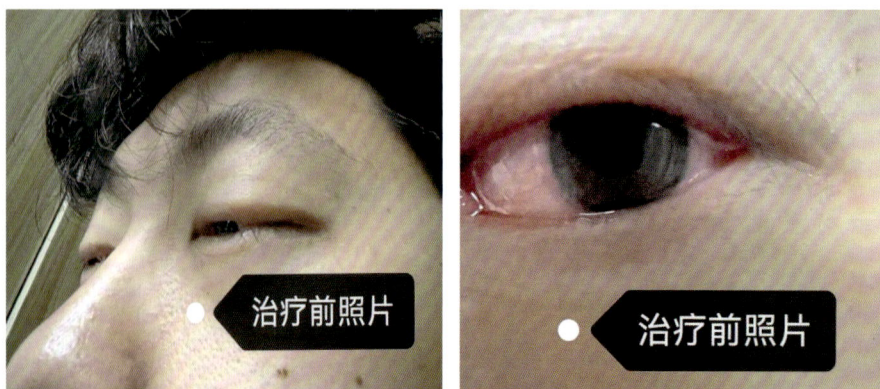

● 附图 6　患者治疗前眼部表现

西医诊断：病毒性结膜炎。中医诊断：天行赤眼（肝火炽热）。

治法：清热疏肝，泻火明目。

处方：①连翘9g，牛蒡子10g，羌活5g，薄荷5g，酒大黄6g，赤芍10g，防风10g，当归尾5g，甘草6g，炒栀子10g，川芎3g，炒黄芩6g，5剂。水煎口服。保持大便溏软为宜。②蒲公英20g，秦皮15g，5剂。每剂水煎适量，晚上睡前凉后用纱布湿敷双眼。

二诊：2022年5月10日。湿敷当晚，两眼分泌物减少，可稍稍睁开眼睛。用药3剂后，分泌物继续减少，两眼球结膜充血略褪，仍有水肿迹象。大便溏软。舌脉如上。

处方：①龙胆泻肝汤加减。龙胆5g，炒栀子10g，炒黄芩9g，柴胡6g，生地黄12g，车前子（包）10g，泽泻10g，制大黄6g，决明子10g，生甘草6g，7剂。水煎服。②秦皮15g，夏枯草15g，7剂。水煎适量，晚上睡前凉后用纱布湿敷双眼。

三诊：2022年5月17日。5月11日两眼球结膜水肿已褪，左眼球结膜充血较右眼明显好转，现已恢复正常。腹泻，一日2次以上。舌脉如上。

处方：①龙胆泻肝汤加减。龙胆5g，炒栀子10g，炒黄芩9g，柴胡6g，生地黄12g，车前子（包）10g，泽泻10g，制大黄3g，决明子5g，生甘草6g，7剂，水煎服。②秦皮15g，夏枯草15g，7剂。水煎适量，晚上睡前用凉后纱布湿敷双眼。

四诊：2022年5月24日。右眼球结膜充血基本消褪，腹泻情况如上。舌脉如上。

处方：龙胆泻肝汤加减。龙胆5g，炒栀子10g，炒黄芩9g，柴胡6g，生地黄12g，车前子（包）10g，泽泻10g，制大黄2g，决明子2g，生甘草6g，7剂。

按语：天行赤眼分泌物多起因于肝经湿热，肝火上逆。治疗除了清泻肝火之外，还需要清理湿热。内服龙胆泻肝汤清泻肝经湿热，通利大便，使湿热之邪有出路。《本草纲目》记载："赤眼睛疮：秦皮一两。清水一升，白碗中浸，春夏一食顷以上，看碧色出，即以箸头缠绵，仰卧点令满眼，微痛勿畏，良久沥去热汁。日点十度以上，不过两日瘥也。"可见取低浓度的秦皮浸剂点眼，可以治疗赤眼睛疮。《常见病验方选编》记载："急性结膜炎，眼红严重，分泌物极多，疼痛不能睁眼。鲜蒲公英二两

（干者一两），水煎。头煎内服，二煎洗眼，每日2次。慢性结膜炎，轻度眼红，少量分泌物，自觉干涩。夏枯草三至五钱，开水冲泡一大碗，澄清去渣，分三碗，每日洗眼3次。"两药合用，其效更著。

44.针刺治疗失明3年案

初诊：1971年12月20日。李某，男，71岁。诊疗地点：黑龙江省七台河特区东风公社万龙一队。李为远近手艺闻名的木匠，因视力急剧减退赋闲在家3年。曾服用中药无效，反致牙痛。西医建议手术治疗未接受。就诊时几乎失明，半米之内仅见人影，两米之内看不清热水瓶，只发现热水瓶露出的瓶颈部是白花花的。自称年老时动过3次手术，气血大亏，性情暴躁。两目外观无殊。手挂拐杖，由孙子携来就诊。舌稍红，苔薄白，脉弦。

中医诊断：内障。

处方：针刺双侧翳明、太阳穴，留针30分钟，平补平泻。翳明针感自耳下至目，如凉风吹过状，随手法而至；太阳针感半侧头麻木。针后当即测试，4.6米内（因为我的住房仅有如此宽度）能够看清他人的五官，患者欣喜万分。

二诊：1971年12月21日。取穴同上，手法如前。加针刺上星穴，留针、手法如上。针毕眼皮沉坠、眼睛发热症状消失，4.6米内能辨清手指，原先看不清楚的热水瓶已经看得一清二楚了。

三诊：1971年12月24日。针刺双侧翳明、合谷穴，留针30分钟，平补平泻。针后按摩合谷、攒竹、鱼尾、阳白、四白、角孙穴。按摩后眼球不再凝滞难动，可以正常转动。

四诊：1971年12月25日。针刺双侧翳明、太阳、少泽穴，留针30分钟，平补平泻。按摩同上。

五诊：1971年12月26日。视力保持不变，眦刺痒。针刺双侧翳明穴，留针30分钟，平补平泻。按摩合谷、阳白、太阳、角孙穴；头颞痛，加按摩下关、印堂穴。

按摩完毕，眼球转动灵活度恢复正常。

六诊：1971年12月28日。针刺双侧翳明、太阳穴，留针30分钟，平补平泻。

七诊：1971年12月29日。在两耳郭的眼部发现明显压痛，针刺双眼区。按摩同上。

八诊：1971年12月30日。视力又有较大幅度提高，两眼无发热感觉。针刺双翳明、太阳、左足光明穴，留针30分钟，平补平泻。

九诊：1972年1月1日。针刺双侧翳明、太阳穴，留针30分钟，平补平泻。

十诊：1972年1月2日。按摩同上。

十一诊：1972年1月3日。针刺同12月30日，换右侧光明穴，留针30分钟，平补平泻。

十二诊：1972年1月4日。针双耳眼区，按摩同上。

十三诊：1972年1月5日。针刺同上。

十四诊：1972年1月8日。针刺双侧足光明穴，留针30分钟，平补平泻。

十五诊：1972年1月9日。针刺双侧翳明、太阳穴，留针30分钟，平补平泻。针刺双侧耳之眼区。

十六诊：1972年1月10日。针刺同上。自诉每次针刺，视力越来越好，可以指认出报纸上的三号字体，在月夜里可以数清空中的电线。已经弃杖，每天背着手可以在生产队里面转悠，成为我的"活广告"。

按语：体针结合耳针治疗眼内障，能使瞽者复明，实出我意料之外。正如《灵枢·九针十二原》所云："夫善用针者，取其疾也，犹拔刺也，犹雪污也，犹解结也，犹决闭也。疾虽久，犹可毕也。言不可治者，未得其术也。"

45.涂抹治疗疖肿1周案

初诊：2009年11月21日。胡某，37岁。因子宫肌瘤就诊。经前鼻部疖肿焮红肿痛1周，红肿直径达1cm。舌淡红，苔薄白，脉细。

西医诊断：毛囊炎。中医诊断：疖肿（热毒）。

治法：活血化瘀，佐以清热解毒。

处方：①消癥汤（自拟方）加味。三棱 10g，莪术 10g，半枝莲 15g，白花蛇舌草 15g，皂角刺 12g，石见穿 20g，牡蛎 30g，海藻 20g，荔枝核 12g，橘核 12g，制乳香 4g，制没药 4g，蒲公英 20g，紫地丁 15g，连翘 10g，14 剂。水煎服。②羚羊角蘸水研磨，将磨水涂抹局部。

二诊：2009 年 12 月 5 日。经用羚羊角涂抹 1 次，次日鼻部之疖红肿消退，颜色变紫，涂抹 5 次，疖肿痊愈。

按语：《普济方》记载有羚羊角生磨成粉，和水涂疮肿上，治恶疮肿。经我试用，甚为灵验。

46.湿敷治疗化脓性疖肿案

初诊：2013 年 1 月 15 日。林某，26 岁。月经提前 5 天，于 1 月 13 日来潮，经量中等。睡眠正常。近期面上痤疮较多，左侧鼻翼下出现数颗粉刺并化脓。舌淡红，苔薄腻，脉细。

西医诊断：化脓性痤疮。中医诊断：粉刺（脾胃积热）。

治法：清热解毒。

处方：金银花 30g，鸡蛋清适量。先将金银花研碎，与鸡蛋清混合后局部外敷，干则易。

二诊：2013 年 1 月 22 日。鼻部疖肿消退。

按语：《本草便读》称金银花"一切痈疽外证，推为圣药"，无论内服或者外用，均可取效。鸡蛋清味甘，性凉，有清热解毒的功效，还可以增加其他药物对皮肤的黏附性。

47.中指扎线治疗鼻衄案

陈某，14岁。1997年某日傍晚，突然发生右侧鼻腔大量出血，血流如注，使用仰头冰水冷敷额头、纸巾堵塞鼻腔，均无效果。

紧急取来细线一根，扎紧左手中指第二指节部位，并上举过头，大约1分钟鼻腔出血止住。

按语：鼻衄采用中指扎线法，见于我编写的《妇产科疾病中医治疗全书》。这是一种反射性促使鼻腔黏膜血管收缩的方法。

48.湿敷治疗口唇疱疹案

初诊：2018年2月27日。黄某，26岁。下唇角疱疹1周。

处方：野菊花30g，加鸡蛋清捣敷局部。

二诊：2018年3月5日。用药5天，口唇疱疹已愈（附图7）。

按语：口角疱疹由于感染病毒引起。野菊花味苦、辛，性凉，清热解毒功效甚强。治疗病毒感染，内服外用均有奇功，可参见"湿敷治疗妊娠唇部疱疹案"。

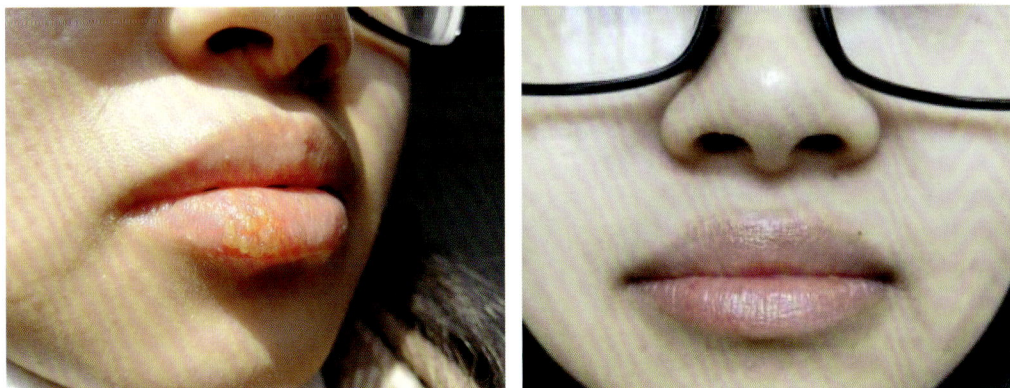

● 附图7　患者唇部治疗前后对照

49.涂抹治疗面癣1周案

初诊：2018年3月26日。项某，50岁。右侧嘴角皮肤瘙痒1周，呈癣样改变。

西医诊断：面癣。

处方：苦楝皮30g，浓煎，局部涂抹。

二诊：2018年4月2日。右嘴角面癣瘙痒消失，皮损痊愈（附图8）。

按语：《本草纲目》记载苦楝皮"苦酒和，涂疥癣甚良（弘景）"。苦楝皮对多种致病性真菌有抑制作用。面癣选用苦楝皮浓煎外敷，是依据苦楝皮具有抗真菌的功效。

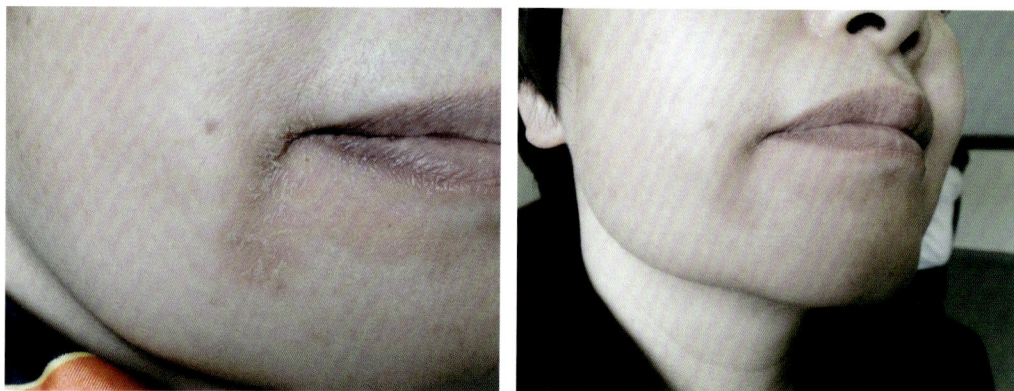

● 附图8　患者治疗前后局部对照

50.熏鼻吸入治疗味觉、嗅觉缺失案

初诊：2023年1月7日。余某，27岁。因感染新型冠状病毒后味觉、嗅觉缺失就诊。

现病史：患者新型冠状病毒感染后13天，核酸检测已转阴性。味觉、嗅觉障碍。嗅觉障碍表现为仅能嗅到浓烈气味，大部分气味不能分辨。味觉障碍表现为仅能尝到辣味，甜咸味不能分辨。晨起咽痛，微咳。寐安，纳可，口不渴，尿黄，大便干燥。舌淡红，舌根苔黄腻。

西医诊断：味觉、嗅觉功能障碍。

辨证：脾虚湿阻。

治法：健脾化湿，芳香开窍。

处方：太子参10g，茯苓10g，白术20g，生苡仁15g，藿香6g，佩兰6g，菖蒲6g，白芷6g，川芎5g，香薷5g，苏叶5g，木蝴蝶8g，3剂。上药煎汤，先用蒸汽熏鼻吸入，温后口服。

二诊：2023年1月12日。味觉、嗅觉功能均见好转，能分清甜咸味（治疗前不论喝什么饮料都像喝水，现在可尝出茶与牛奶的区别），但不可细分味道（如两款茶之间的区别）；嗅觉好转，可嗅到食物香气。咳嗽愈，寐安，纳可，小便调，口不渴，日饮水600mL。舌脉如上。

处方：中药守上方，用法同上。

三诊：2023年1月19日。味觉、嗅觉继续改善，嗅觉恢复，家常菜味道可分辨，淡味食物仍难以分辨（如瓜子与开心果类坚果）。舌脉如上。

处方：中药守上方，5剂，用法同上。

四诊：2023年1月24日。味觉、嗅觉皆恢复正常。

51.湿敷治疗流行性腮腺炎案

初诊：2020年12月17日。王某，27岁。发现左侧腮腺部位轻微疼痛，局部触诊微肿且硬。

西医诊断：腮腺炎。中医诊断：痄腮（热毒）。

治法：清热解毒。

处方：青黛30g，水调，局部湿敷。

二诊：2020年12月19日。左侧腮腺部位肿痛减轻。

处方：青黛30g，水调，局部湿敷。

三诊：2020年12月21日。腮腺痛肿消失。

按语：《本草纲目》称青黛"磨敷热疮恶肿"。腮腺炎是由于感染腮腺病毒引起，民间称为疰腮，起因于热毒，局部有热、肿、痛现象。青黛具有良好的清热解毒功效，内服外用均有效。

52. 蘸酒夹持治疗舌下腺囊肿案

某女因舌下发现肿块，影响舌头活动，前来就诊。检查发现，舌下腺肿大。

西医诊断：舌下腺囊肿。中医诊断：重舌（心脾热）。

治法：取白酒适量，用筷子点蘸白酒，轻夹舌下腺囊肿。每次夹20下，一日数次。3天后，舌下腺囊肿消失。

按语：舌下腺囊肿，中医称为重舌。《灵枢·终始》称："重舌，刺舌柱以铍针也。"即用放血的方法治疗重舌。该案所用，酒性活血；用筷子夹肿块，也可以起到挤压、活血的作用。这是民间流传的一种古老治疗方法。

53. 漱口治疗牙龈肿痛3天案

初诊：2012年11月8日。潘某，30岁。右下侧智齿牙龈肿痛3天，颌下淋巴结肿痛，张口困难。舌淡红，苔薄腻，脉细。

西医诊断：牙龈炎。中医诊断：牙龈肿痛（火热蕴结）。

治法：清热解毒，泻火止痛。

处方：①凉膈散加味。炙大黄9g，玄明粉（冲）6g，炙甘草6g，白芷10g，细辛2g，露蜂房10g，4剂，水煎服。②露蜂房30g，4剂，水煎200mL，凉后漱口。

二诊：2012年11月15日。牙龈肿痛消除3天。

按语：《十便良方》记载"风热牙肿连及头面。用露蜂房烧存性，研末，以酒少许调，嗽漱之"。用此法治疗妊娠期间牙龈肿痛，具有特别重要的意义，避免了露蜂房有毒药物的摄入。

54.刷牙治疗牙龈肿痛2天案

初诊：2024年1月10日。马某，75岁。外感发热，右上第6磨牙牙龈肿痛2天，发热虽退，但咳嗽剧烈、痰浓夹血。正规服用阿莫西林胶囊2天，牙龈肿痛加剧，牙齿松动，似乎牙齿增长，不能上下咬合，咬合即痛，只能吃半流体面条。

处方：制附子（颗粒制剂）5g，细盐少许。两味混合，临睡前刷牙，以观疗效。

二诊：2024年1月11日。晨起，牙龈肿痛竟然全消，恢复正常。

按语：附子辛温，具有祛风止痛、引热下行的作用；青盐具有清热解毒、消肿止痛的作用，咸入肾，故还是一味引经的药物。方中标本兼治，取效迅捷，药少价廉，不容小觑。

55.针刺治疗齿痛半月案

1969年某日，王某因左侧一个磨牙疼痛已经半月，剧烈时浆水不下，引同侧颞部及眼睛疼痛，捂脸求诊。

处方：取左侧牙痛穴针刺，采用上下提插手法。3秒钟之后，齿痛控制。再取右侧合谷穴、左侧颊车穴针刺，均采用强刺激手法。针刺8分钟之后，齿痛完全消失。

按语：牙痛穴为经外奇穴，位于手掌侧面，当第三、四掌指关节间之中点处。牙痛穴对于各种原因引起的牙齿痛，具有快速止痛效果。合谷穴为远端取穴，头面部的疾病均可取；颊车穴为就近取穴。远近结合，疗效非常。

56.漱口治疗齿寒案

初诊：2023年9月5日。杨某，29岁。曾因外感就诊，服大青龙汤加味后外感已愈。现诉全口牙齿发冷，有松动感，太阳穴及前额牵引痛；头晕，倦怠，口苦，腹冷便软、成形、日解 1 次，腰冷背痛，不得俯仰。舌淡红，苔薄白，脉细。

中医诊断：①头痛（肝阳上扰）；②齿寒（寒邪凝滞）。

治法：清热平肝镇潜；局部温阳散寒。

处方：①风引汤加减。熟大黄 6g，干姜 3g，龙骨 30g，牡蛎 30g，寒水石 15g，滑石粉 15g，赤石脂 15g，紫石英 15g，石膏 15g，桂枝 3g，炙甘草 6g，僵蚕 10g，全蝎 6g，7 剂，水煎服。②荜茇 10g，7 剂，水煎趁热漱口。

二诊：2023 年 9 月 12 日。头痛已除，大便软。上药漱口每日 1 次，齿冷明显减轻。下肢重，欲呕，舌脉如上。

治法：温肾散寒。

处方：①肾气丸加减。肉桂 3g，淡附片 6g，山药 15g，牡丹皮 9g，茯苓 10g，山茱萸 10g，泽泻 10g，淫羊藿 12g，菟丝子 12g，姜半夏 10g，陈皮 10g，7 剂，水煎服。②荜茇 15g，7 剂，水煎趁热漱口。

三诊：2023 年 9 月 28 日。腰冷背痛、齿冷甚为轻微，腹冷除，大便成形，口唇及鼻干，夜里身热，咽干干咳，饮水后胃痛。舌脉如上。

处方：①中药守上方去陈皮，肉桂加至 5g，加甘松 10g，水煎服。②荜茇 15g，7 剂，水煎趁热漱口。

按语：《左传》中有"唇亡齿寒"的典故，没想到生活中真有"齿寒"一症。寒者温之，这是不易之理。荜茇性辛，热，归胃、大肠经，与该症十分吻合，用它煎好趁热漱口，直接作用于牙齿，故取立竿见影之效。

57. 漱口治疗齿衄口臭1个月案

初诊：2011 年 5 月 9 日。南某，27 岁。牙龈炎出血，口臭 1 个月。

中医诊断：牙宣（胃热）。

治法：清宣胃热。

处方：珠儿参 20g，薄荷 20g，7 剂。泡茶漱口，不拘时。

二诊：2011 年 5 月 16 日。牙龈出血已止。

按语：珠儿参味苦、甘，性寒，具有清热养阴、消肿止痛的功效，是治疗阴虚火炎牙痛的特效药物。《本草推陈》称治疗齿痛，"珠儿参切片含之"。薄荷可以清宣胃热，更可以清凉爽口。

58.漱口治疗齿衄3个月案

初诊：2009 年 3 月 20 日。王某，36 岁。月经 2009 年 2 月 23 日来潮，因出血 10 多天未净就诊，牙龈出血 3 个月未愈。舌淡红，苔薄白，脉细。

中医诊断：齿衄（胃热）。

治法：清泻胃热。芦根 100g，4 剂。每剂水煎 2 次，合药液 500mL，待冷后漱口。

二诊：2009 年 3 月 25 日。牙龈出血减少，舌脉如上。

处方：芦根 100g，4 剂，用法同上。

三诊：2009 年 3 月 29 日。牙龈出血消失。

按语：芦根具有清泻肺胃之热的功效。《湖南药物志》称芦根"治牙龈出血"，可水煎代茶饮。我另辟蹊径，改用漱口，获效亦佳。

59.敷法治疗口糜5年案

初诊：2015 年 2 月 2 日。张某，28 岁。因不孕症前来就诊，自诉反复口腔溃疡已 5 年，辗转治疗，用药无数，均未好转。舌淡红，苔薄白，脉细。

西医诊断：复发性口腔炎。中医诊断：口糜（胃热）。

处方：吴茱萸 20g，碾粉醋调，外敷涌泉穴，连续外敷 14 天。

二诊：2015 年 2 月 16 日。自从敷吴茱萸后，口糜即愈，至今未发。再敷 14 天。

按语：《本草备要》（收录于《汪昂医学全书》）称"口舌生疮：吴茱萸为末，醋调贴足心，过夜便愈，能引热下行"。中药外用引热下行，大都取涌泉或神阙穴，且多以热性药物为主。

60.漱口治疗口臭3天案

初诊：2008 年 4 月 17 日。朱某，28 岁。因慢性盆腔炎腹痛就诊，口臭 3 天。舌淡红，苔薄白，脉细。

中医诊断：口臭（脾有郁热）。

治法：宣散脾热。

处方：香薷 20g，3 剂。水煎 250mL 漱口，每日不拘时。

二诊：2008 年 4 月 24 日。口臭已除。

按语：《本草从新》称"丹溪曰：脾有郁火，溢入肺中，浊气上行，发为口气，治以丁香，是扬汤止沸耳，唯香薷最捷"。《本草蒙筌》说香薷"去口臭有拔浊回清之妙，脾得之郁火降气不上焉"。我用香薷水煎漱口，受益于此。

61.漱口治疗口臭1个月案

初诊：2008 年 4 月 29 日。李某，28 岁。因垂体微腺瘤，高泌乳素血症，闭经就诊。治疗过程中发现口臭 1 个月。舌淡红，苔薄白，脉细。

中医诊断：口臭（脾有郁热）。

治法：宣散脾热。

处方：草豆蔻 10g，5 剂。每剂水煎 2 次，合药液约 250mL，不时漱口。

二诊：2008 年 5 月 22 日。口臭减轻，舌脉如上。中药守上方续用 6 剂。

三诊：2008 年 5 月 28 日。口臭已经消失。

按语：《名医别录》记载草豆蔻"主温中，心腹痛，呕吐，去口臭气"。治口臭，用此药独味水煎漱口即效。此外，我在《妇科用药 400 品历验心得》中有用薄荷

10g，陈皮30g；或益智仁15g，生甘草10g，分别水煎漱口治疗口臭的报道。

62.坐浴治疗肛周湿疹2个月案

初诊：2023年11月30日。王某，25岁。因"反复外阴、肛周湿疹瘙痒2个月"就诊。

患者2个月来反复出现外阴、肛周湿疹瘙痒，日前外阴、肛周湿疹明显，皮损潮红，皮疹色红，瘙痒无休，夜间痒醒，曾用多种药膏治疗未有好转（附图9）。纳差，大便日解1次，夜寐不安。平素月经欠准，周期30～60天，经期5～7天，经量中等伴血块，经行腹痛。末次月经11月20日来潮。身体质量指数（BMI）=28.22，属于肥胖。既往有过敏性鼻炎病史，甲状腺滤泡囊肿。2023年11月28日辅助检查：IgE偏高。舌淡红，苔薄白，脉细。

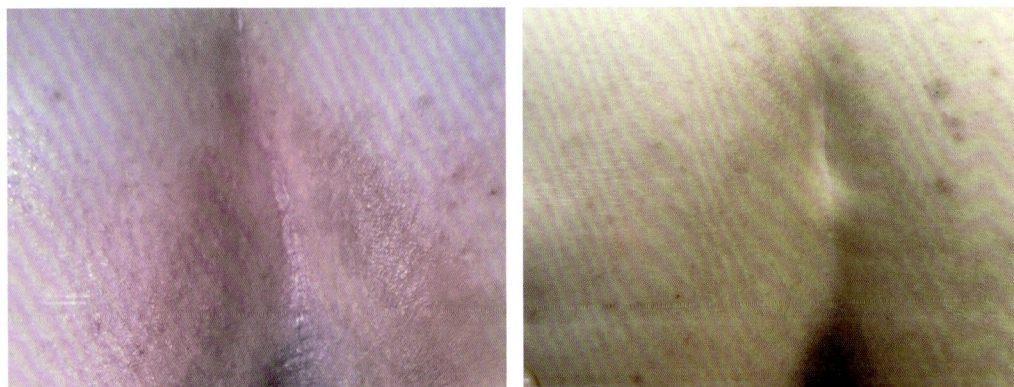

● 附图9　患者治疗前后局部对照

西医诊断：肛周湿疹。中医诊断：湿疮（湿热证）。

治法：清热解毒，利湿止痒。

处方：二龙溻痒汤（自拟方）加味。地肤子20g，苍耳子15g，蛇床子30g，黄柏20g，龙胆草15g，苦参30g，龙葵30g，白鲜皮20g，苦楝皮30g，凌霄花12g，7剂。上药煎汤，局部外洗。

二诊：2023年12月7日。湿疹几愈，皮损减少，皮疹结痂，色暗红，已无瘙痒。

处方：中药守上方，7剂。用法如前。

按语：二龙濯痒汤对于湿毒引起的外阴、肛周湿疹、瘙痒症有效，真菌引起者疗效尤佳。

63. 坐浴治疗肛痛案

初诊：2008年7月22日。谭某，25岁。带下量多如涕3天，大便时肛门疼痛，检查时未发现痔疮、肛裂。舌淡红，苔薄白，脉细。

中医诊断：带下（滑脱）。肛门疼痛（湿热下注）。

治法：收敛止带，清理湿热。

处方：莲须15g，蛤壳20g，石榴皮10g，鹅管石20g，炒栀子12g，防风10g，地榆10g，4剂，水煎服。

二诊：2008年7月26日。带下已除，肛门疼痛减轻，舌脉如上。

处方：①中药守上方，续进7剂，水煎服。②生地榆60g，5剂。每剂水煎3次，合药液约1500mL，凉后先用坐浴，每次15分钟，不拘次数。

三诊：2008年8月4日。大便时肛门疼痛已除。

按语：《本草正》（收录于《张璐医学全书》中）称地榆"治带浊痔漏"；《本草便读》称地榆"痔漏多宜"。肛痛大多与魄门湿热引起的痔疾病因相近，故用地榆治疗肛痛或痔疮，内服、外洗均可。

64. 坐浴治疗外痔疼痛案

初诊：2021年7月15日。侯某，25岁。因"未避孕未孕2个月，要求助孕"就诊。

患者平素性生活正常，月经周期1～3个月，经期5天，经量中等，色红，无血块，无痛经。近半年来服用芬吗通催经，现停药3个月，末次月经5月13日来潮。

今无诱因水泻 3 次，现无腹痛肠鸣，有痔疮病史，早上痔疮肿痛较严重，无便血。身高 157mm，体重 61kg。生育史：0-0-0-0。体检：肛门口可见数个肿物脱出于肛门口如葡萄，表面张力叮，有触痛。妇科检查：外阴无殊，阴道通畅，见中等量白色分泌物；宫颈轻度柱状上皮细胞外移，宫体后位、偏小、活动、质地中等、无压痛；两侧附件无压痛。辅助检查：尿妊娠试验阴性。B 超提示：宫体三径之和为 11.6cm，子宫内膜厚度 5.5mm，左侧卵巢 31mm×17mm，左侧卵泡 7mm×6mm，右侧卵巢 33mm×14mm。舌淡红，苔薄白，脉细。

中医诊断：痔疮（湿热下注型）。

治法：清热升提，解暑化湿。

处方：①乙字汤加减。柴胡 6g，升麻 5g，生甘草 3g，黄芩 10g，当归 12g，地榆 20g，香薷 6g，藿香 6g，六神曲 10g，4 剂，水煎服。②苏叶 30g，7 剂。每剂水煎 3 次，合药液 1500mL，温时坐浴。

二诊：2021 年 7 月 19 日。大便已正常，日解 1 次；肛门口痔疮肿痛感已明显减轻。体检：肛门口肿物已明显缩小，表皮呈皱缩状（附图 10）。B 超提示：子宫内膜厚度 5.6mm，未见优势卵泡。舌脉如上。

处方：①中药守上方，7 剂，水煎服。②苏叶 30g，7 剂。每剂水煎 3 次，合药液 1500mL，温时坐浴。

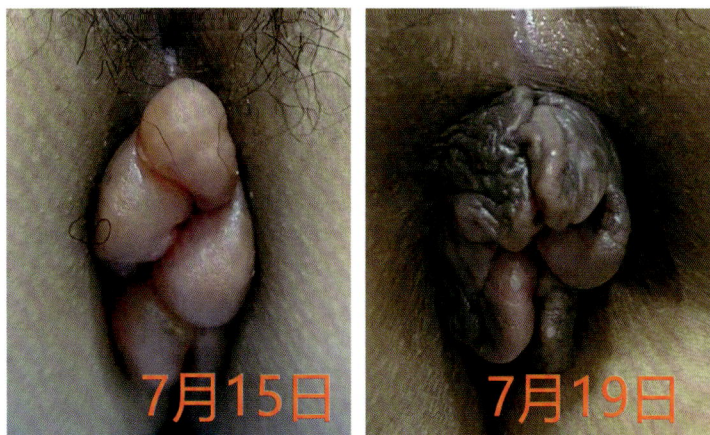

● 附图 10　患者治疗前后局部对照

按语：乙字汤是日本原南阳氏治疗痔病的良效方。原方由柴胡、升麻、甘草、黄芩、大黄、当归六味药组成。《履巉岩本草》记载紫苏"疗痔疾，煎汤洗之"。治疗妊娠或产后发生的痔疮，无须服药，往往洗涤数剂即效，真良药也。

65.坐浴治疗痔疮疼痛出血1周案

初诊：2008年12月17日。王某，25岁。因原发不孕3年就诊。大便秘结，3天一行，外痔疼痛出血1周，齿衄。舌淡红，苔薄白，脉细。

中医诊断：便秘，痔疮（胃肠火热）。

治法：清泻胃火。

处方：①清胃散加味。升麻10g，黄连5g，当归6g，生地黄12g，牡丹皮10g，拳参15g，石膏15g，炒栀子10g，决明子20g，7剂，水煎服。②石榴皮50g，7剂。每剂水煎3次，合药液1500mL，温时坐浴。

二诊：2008年12月29日。坐浴2次，外痔痛除，出血亦消，齿衄除。

按语：清胃散加味清泻胃热，通润大便。我在《妇科用药400品历验心得》中说："《本草纲目》用石榴皮治疗子宫脱垂、脱肛，我用于外痔出血有效，可以水煎坐浴。如治疗妊娠外痔，既安全又无不良反应。"

66.坐浴治疗痔疮便血3天案

初诊：2009年11月18日。南某，31岁。反复自然流产就诊，大便痔疮连续出血3天。舌淡红，苔薄白，脉细。

中医诊断：痔疮（肠热）。

治法：清泻肠热。

处方：白头翁80g，6剂。每剂水煎3次，合药液约1500mL；凉后坐浴，每次15分钟，不拘次数。

二诊：2009 年 11 月 25 日。坐浴后便血消失。

按语：白头翁功能清热解毒，凉血止血，燥湿杀虫。《本草备要》（收录于《汪昂医学全书》）称白头翁治"血痔"。我用白头翁浓煎坐浴治疗痔疮便血有效。

67.肠粘连

肠粘连指各种原因引起的肠管与肠管之间、肠管与腹膜之间、肠管与腹腔内脏器之间发生的不正常黏附。

○ 熨法治疗肠粘连腹痛 2 个月案

初诊：1994 年 2 月 14 日。蔡某，31 岁。患者在山东泰安市经商，受寒之后脐周疼痛，持续 3 天，上腹冷，大便不解。因疼痛加剧，在泰安市某医院就诊，服中药加番泻叶，大便不解，反而呕吐；后转另一医院就诊，诊断为输卵管炎，经青霉素静滴，腹痛剧烈；再转泰安某医院，诊断为肠梗阻，禁食 1 周，经插胃管吸液、灌肠治疗 2 次，腹痛缓解。但腹中胀气，部位不定。出院后进食，腹痛又发作，断续入院 4 次，连续治疗 2 个月。大便秘结，服中草药后腹痛又发作，回温州在某医学院附属医院住院，诊断为肠粘连，插胃管，灌肠，建议手术治疗。因拒绝手术治疗，出院。现大便秘结 2 个月，如羊矢状，夹有黏液，有矢气，肠鸣，脐腹冷痛，严重时伴有呕吐，纳可，多唾。舌淡红，苔薄白，脉细。

西医诊断：肠粘连。中医诊断：腹痛（气滞湿阻，肠腑不通）。

治法：燥湿行气，润肠通便。

处方：苍术 10g，厚朴 10g，陈皮 10g，郁李仁 5g，杏仁 10g，柏子仁 12g，火麻仁 12g，桃仁 10g，瓜蒌仁 15g，炙甘草 5g，槟榔 10g，苁蓉口服液 2 支，3 剂，水煎服。

二诊：1994 年 2 月 16 日。大便已经顺畅，脐下冷痛，喜温，有矢气，口甘。舌淡红，苔薄黄，脉细。

治法：行气润肠，通阳止痛。

处方：①炒莱菔子 10g，大腹皮 10g，厚朴 10g，吴茱萸 3g，桃仁 12g，柏子仁 12g，火麻仁 10g，木香 5g，苏梗 10g，藿梗 10g，乌药 6g，苁蓉口服液 2 支，3 剂，水煎服。②葱白切细，炒热熨脐腹部 2 次。

三诊：1994 年 2 月 18 日。脐腹部冷痛感减轻，腹胀，大便日解 1 次。舌淡红，苔薄白，脉细。

处方：厚朴 10g，大腹皮 10g，荔枝核 10g，青皮 8g，柏子仁 12g，火麻仁 12g，炒莱菔子 8g，桃仁 10g，杏仁 10g，炒白芍 10g，槟榔 8g，5 剂，水煎服。

四诊：1994 年 2 月 24 日。药后脐腹部疼痛消失。

按语：《本草纲目》转载朱肱《南阳活人书》：阴毒腹痛，厥逆唇青卵缩，六脉欲绝者：用葱一束，去根及青，留白二寸，烘热安脐上，以熨斗火熨之，葱坏则易。良久热气透入，手足温有汗即瘥，乃服四逆汤。足见用温辛通阳的葱白炒热敷脐腹，可以驱散寒气，气行则痛止。此法针对具有脐腹冷痛症状的患者，有利于肠管的蠕动和积气的排出，缓解腹痛。因此，温通散寒的熨法，在患者的治疗过程中具有举足轻重的意义。以葱炒敷脐，为治标之法，而肠粘连出现的便秘，必须予以排解。方中诸药，均为行气润燥通便而设。通过治疗，患者免除了手术之苦。

参考文献

1. 上海中医学院. 针灸学. 北京：人民卫生出版社，1966.

2. 晋·葛洪. 肘后备急方. 北京：人民卫生出版社（影印），1956.

3. 柳长华. 明清名医医学大成·李时珍医学全书. 北京：中国中医药出版社，1999.

4. 清·吴谦. 医宗金鉴. 北京：人民卫生出版社，1973.

5. 汉·张机. 金匮要略方论. 北京：人民卫生出版社，1963.

6. 战国·无名氏撰；谢华编著. 黄帝内经. 海拉尔：内蒙古文化出版社，2005.

7. 清·吴仪洛. 本草从新. 上海：上海科学技术出版社，1958.

8. 叶橘泉. 现代实用中药. 上海：千顷堂书局，1953.

9. 清·何克谏. 生草药性备要. 清代守经堂刻本

10. 马大正. 妇科用药400品历验心得. 北京：人民卫生出版社，2012.

11. 董抗援，荣海生. 远志栓治疗滴虫性阴道炎42例效果观察. 中国寄生虫病防治杂志，1998，11（2）：155.

12. 清·陈士铎. 本草新编. 太原：山西科学技术出版社，2011.

13. 项长生. 明清名医医学大成·汪昂医学全书. 北京：中国中医药出版社，1999.

14. 丹波康赖撰，翟双庆、张瑞贤等点校. 医心方. 北京：华夏出版社，1993.

15. 朱中德. 科学的民间药草. 上海：千顷堂书局，1951.

16. 唐·王涛. 外台秘要. 北京：人民卫生出版社影印，2005.

17. 清·黄宫绣. 本草求真. 上海：上海古籍出版社，1996.

18. 明·陈嘉谟. 本草蒙筌. 北京：中国中医药出版社，2013.

19. 汉·华佗撰，唐·孙思邈编集，彭静山点校. 华佗神医秘传. 沈阳：辽宁人民出版社，1982.

20. 清·张秉成撰，张效霞校注. 本草便读. 北京：学苑出版社，2010.

21. 徐国钧. 中草药彩色图谱（修订本）. 福州：福建科学技术出版社，1990.

22. 宋·赵佶. 圣济总录. 北京：人民卫生出版社，1962.

23. 江西省卫生局革命委员会. 江西草药. 南昌：江西省新华书店，1970.

24. 张山雷. 本草正义. 太原：山西科学技术出版社，1920.

25. 清·凌奂编. 本草害利. 北京：中医古籍出版社，1982.

26. 明·兰茂. 滇南本草. 北京：中国中医药出版社，2013.

27. 国家中医药管理局《中华本草》编委会. 中华本草. 上海：上海科学技术出版社. 1998.

28. 宋·王怀隐. 太平圣惠方. 北京：人民卫生出版社，1964.

29. 中医研究院. 常见病验方研究参考资料. 北京：人民卫生出版社，1970.

30. 《全国中草药汇编》编写组. 全国中草药汇编. 北京：人民卫生出版社，1975.

31. 林慧光. 陈修园医学全书·明清名医医学大成. 北京：中国中医药出版社，1999.

32. 清·顾世澄. 疡医大全. 上海：上海古籍出版社，1996.

33. 上海中医学院伤科教研组. 中医伤科学讲义. 北京：人民卫生出版社，1960.

34. 何时希. 珍本女科医书辑佚八种. 上海：学林出版社，1984.

35. 宋·王貺. 全生指迷方（外五种）. 上海：上海古籍出版社，1991.

36. 梁·陶弘景集，尚志钧辑校. 名医别录. 北京：人民卫生出版社，1986.

37. 宋·王衮. 博济方. 上海：上海人民出版社，2005（文渊阁四库全书 PDF 版本）.

38. 张民庆等主编. 明清名医医学大成·张璐医学全书. 北京：中国中医药出版社，1999.

39. 黄燮才. 广西民族药简编. 南宁：广西壮族自治区卫生局药品检验所印，1980.

40. 梅乾茵. 黄绳武妇科经验集. 北京：人民卫生出版社，2004.

41. 魏·吴普等述，清·孙星衍，孙冯翼辑. 神农本草经. 北京：人民卫生出版社，1963.

42. 汉·张机. 注解伤寒论. 北京：人民卫生出版社，1963.

43. 重庆市卫生局. 重庆草药. 重庆：重庆人民出版社，1982.

44. 广西壮族自治区中医药研究所. 广西民间常用草药. 南宁：广西壮族自治区人民出版社，1964.

45. 王本祥. 现代中药药理与临床. 天津：天津科技翻译出版公司，2004.

46. 中医药学名词审定委员会编. 中医药学名词. 北京：科学出版社，2005.

47. 宋·王介. 履巉岩本草. 明抄彩绘本.

48. 明·朱橚. 普济方. 北京：人民卫生出版社，1959.

49. 中国高血压防治指南修订委员会. 中国高血压防治指南. 北京：人民卫生出版社，2006.

50. 明·赵献可. 医贯. 北京：人民卫生出版社，2005.

51. 进生. 中华民间秘方大全. 北京：世界图书出版公司，1992.

52. 金·李杲. 兰室秘藏. 上海：文渊阁四库全书电子版，2005.

53. 唐·孙思邈. 备急千金要方. 北京：人民卫生出版社影印，1955.

54. 中医研究院革命委员会. 常见病验方选编. 北京：人民卫生出版社，1970.

55. 马大正. 妇产科疾病中医治疗全书. 广州：广东科技出版社，1996.

56. 宋·郭坦. 十便良方. 宋万卷堂残刻本.

57. 叶橘泉. 本草推陈. 南京：江苏人民出版社，1960.

58. 蔡光先. 湖南药物志. 长沙：湖南科学技术出版社，2004.